西北大学"双一流"建设项目资助

Sponsored by First-class Universities and Academic
Programs of Northwest University

健 康 思 维

JIANKANG SIWEI

杨 进 著

西北大学出版社

·西安·

图书在版编目（CIP）数据

健康思维 / 杨进著. --西安：西北大学出版社，
2022.10
　ISBN 978-7-5604-4890-9

　Ⅰ. ①健… 　Ⅱ. ① 杨… 　Ⅲ. ①保健—研究
Ⅳ. ①R161

中国版本图书馆 CIP 数据核字（2021）第 267261 号

健康思维
JIANKANG SIWEI

杨　进　著

出版发行　西北大学出版社

（西北大学校内　邮编：710069　电话：029-88303404）

http://nwupress.nwu.edu.cn 　 E-mail: xdpress@nwu.edu.cn

经　　销	全国新华书店	
印　　刷	西安博睿印刷有限公司	
开　　本	787 毫米×1092 毫米	1/16
印　　张	9	

版　　次	2022 年 10 月第 1 版
印　　次	2022 年 10 月第 1 次印刷
字　　数	139 千字

书　　号	ISBN 978-7-5604-4890-9
定　　价	36.00 元

内容简介

本书是作者在长期从事健康管理实践过程中，坚持第一原理思考和多维智慧实践创新性的成果。本书系统阐述了健康思维的目的、意义和具体内容，强调了健康思维培训和实践在健康管理中的本质重要性，注重理论创新和理论与实践相结合，意在最大范围地影响广大对自身或社会健康感兴趣的人们，在生命早期或现时更加关注健康思维习惯的养成，主观能动地参与到健康思维培训或相关实践中去，从本质上解决个体和社会健康生存与发展的效率问题，以期科学、系统的健康思维更加有效而正气地影响人们的基因表达水平，从而使健康基因世代相传。

本书适用于从事健康管理相关研究及应用的从业人员及广大对管理好自己和他人健康感兴趣并主动参与自身健康管理的大众人员。

前　言

　　近年来，随着生命科学、健康科学等的快速发展，人们逐渐认识到健康的重要性：个体和社会的健康是个体和社会生存与发展的物质基础，是健康生存和发展的保障；健康是第一生产力的重要组成部分，没有健康，很难有效实现个体和社会的和谐、正气的发展和财富的创造；健康不仅是人们最重要的心理需求，也是人类最高层次的心理需求；人类社会的发展一直面临着两大主题——生存和发展，现今人们逐渐认识到发展是一把双刃剑，只有引进健康的理念和维度，生存和发展才能更加正气、科学和有效，健康正在或必将成为除生存和发展外，人类社会发展的第三大主题。既然健康如此重要，我国也把健康事业作为今后重点关注和发展的事业来统筹规划、管理和快速推进，那么如何科学、有效地管理好健康，就是 21 世纪摆在人们面前的最主要的课题和重大挑战之一了。

　　随着科学技术的快速发展，人们对生命的认识也经历了三次飞跃式发展：生命是物质的；生命是能量的；生命是信息的。因为信息具有多元、易融合、易管理等特点，在生命是信息的这一认知基础上，就会产生多维智慧。坚持多维智慧，在 21 世纪人们可以对多维的信息进行有效的收集、分析、处理等管理，可以更加有效地认识复杂事物的本质，并采取最有效的措施加以实践，有效地改变人们生存、发展和健康的状态，世代更加正气和谐地生存、发展和健康。可以把人的大脑比作一台进行信息收集、储存、分析加工等的电脑，这里有外存和内存等区分，而信息处理的核心就是这台电脑的支持系统了。信息处理支持系统主要是在长期生产和生活实践中养成的思维习惯，一切与人相关的复杂事物或现象，发展或处理的好坏，是否更加科学、有效，本质上都与人的这台电脑的支持系统，即思维方式和思维习惯有关。因此，坚持第一原理思考，要想管理好健康，就必须具备科学、系统的健康思维。健康思维的养成是做好健康管理的本质基础，它可以更加科学、有效、事半功倍地帮助人们做好健康管理工作，使得人类世代拥有更加有效和健康的人生。

本书的撰写本身就是一种创新实践，是在编著《复杂疾病的遗传分析》《复杂疾病的遗传咨询》《基因健康信息学》《基因组导向下健康管理》相关著作的积累基础上，坚持第一原理思考和多维智慧实践，前后用时近四年完成的，其目的就是与广大读者深入探讨和交流健康思维的相关理念、重要内容及实践经验，吸引和培养一批从事健康管理工作的健康管理师，最大范围地影响广大对自身或社会健康感兴趣的人们，一起在生命早期或现时更加关注健康思维习惯的养成，主观能动地参与到健康思维培训或相关实践中去，从本质上解决个体和社会健康生存和发展的效率问题；以期在我国开展关于健康思维的深入探索和讨论，提高我国健康事业的水平。健康思维成为健康文化的重要组成部分，在此基础上更加有效地影响人们的基因表达水平，使健康基因世代相传。

本书共三章：第一章为健康思维总论，重点介绍思维的重要性、健康理念和概念的发展过程、健康思维的目的、内容和意义、健康思维培训的重要性等。第二章为健康思维个论，重点介绍几种较新的、重要的健康思维方式，包括健康的第一原理思维、辩证思维、创新思维、基因组思维、生物信息化思维等。第三章为健康思维实践，主要列举一些实例，阐述健康相关思维方式的应用和近两年面向本科生开设健康思维通识课的一些实践结果和经验。全书在一些章节内列出须掌握的重点内容及思考和问答题，以便读者加深体会、理解和掌握相关重点知识，培养读者信息化时代有效、简约的思维能力。

本着创新、整合的理念，围绕健康思维的相关基础理论、应用理论和实践等编写，并注重理论与实践相结合，这是本书的主要特点。

本书的出版得到了西北大学、陕西省科协相关部门和领导在物质、精神和财力等方面的大力支持和关怀，陕西科健维生物科技有限公司的徐博特同志，西北大学的张盼、李彤同学在书稿的编排和校对方面做了大量工作，在此一并表示衷心的感谢。

本书中提出了很多全新的理念和概念，如健康思维、健康需求是人类最高层次的心理需求，信息基础上的多维智慧，尊重习惯的养成是多维智慧赖以养成的社会心理基础等，由于时间仓促，加之健康思维又是一个新生的概念，以及个人认知水平的局限等，不妥之处在所难免，但敬畏真理、勇于探索真理的本心希望大家理解，也谨请使用本书的广大师生、科技工作者和其他相关读者给予谅解及批评指正。

杨　进

2022 年 8 月

目 录

第一章 健康思维是做好一切健康工作的基础

第一节 思维活动是人类的特性及人类发展的动力和结果

思维（活动）是高级生物（人类）的大脑对客观事物的本质和事物之间内在联系的规律性做出概括和间接的能动的反应（过程）。是通过空间结构思维和时间逻辑思维这两种基本形式实现的，通常指的是逻辑思维。它反映的是事物的本质和事物间规律性的联系。思维同感知觉一样是人脑对客观现实的反映，感知觉所反映的是事物的个别属性、个别事物及其外部的特征和联系，属于感性认识；而思维所反映的是一类事物共同的、本质的属性和事物间内在的、必然的联系，属于理性思维。换句话说，思维指的是理性认识或理性认识的过程。作为人所特有的认识活动，它是在社会实践的基础上进行的。认识的真正任务是通过感觉而达到思维。

思维的工具是语言；思维的形式是概念、判断及推理等；思维的方法是归纳、演绎、分析、综合、抽象、具体等。归纳和演绎是最初也是最基本的思维方法。归纳是从个别上升到一般的方法，即从个别事实中概括出一般的原理。演绎是从一般到个别的方法，即从一般原理推论出个别结论。归纳和演绎的客观基础是事物本身固有的个性和共性、特殊和普遍的关系。归纳和演绎是方向相反的两种思维方法，但两者又是互相依赖、互相渗透、互相促进的。归纳是演绎的基础，作为演绎出发点的一般原理往往是归纳得来的；演绎是归纳的前提，它为归纳提供理论指导和论证。在实际的思维过程中，归纳和演绎是相互推移、交替使用的。归纳和演绎都具有局限性，单纯的归纳或演绎还不能揭示事物的本质和规律，需要运用更为深刻的其他思维方法。分析与综合是更深刻地把握事物本质的思维方法。分析是在思维过程中把认识的对象分解为不同的组成部分、方面、特性等，对它们分别加以研究，认识事物的各个方面，从中找出事物的本质；综合则是把分解出来的不同部分、方面按其客观的次序、结构组成一个整体，从而达到认识事物的整体。分析和综合的客观基础是事物整体与部分、系统与要素之间的关系。分析和综合是两种相反的思维方法，但它们又是统一的，是相互联系、相互转化、相互促进的。分析是综合的基础，没有分析就没有综合；综合是分析的完成，离开了综合就没有科学的分析。分析和综合的统一是矛盾分析法在思维领域中的具体运用。抽象和具体是辩证思维的高级形式。抽象是对客观事物某一方面本质的概括或规定；思维具体或理性具体是在抽象的基础上形成的综合，它不同于感性具体，感性具体只是感官直接感觉到的具体，而理性具体则是在感性具体基础上经过思维的分析和综合，达到对事物多方面属性或本质的把握。由抽象上升到具体的方法，就是由抽象的逻辑起点经过一系列中介，达到思维具体的过程。人类区别于其他动植物的主要特点就是人类具有高级的思维能力，这是人类长期进化并不断发展的结果，也是人类发展的动力：通过思维过程，人类不断认识、总结和归纳出自然界各种物质和生命现象存在的内在规律以及人与自然界、人与社会、人与自身之间的相互作用规律，从而为人类认识世界、改造世界、促进人类社会的发展不断注入动力并打下坚实基础。

第二节　健康认识的发展过程

在长期认识世界、改造世界和认识自身、改造自身的过程中，人类一直面临着三种关系：人与自然、人与社会、人与自身之间的关系，在处理这三种关系的同时，人类也受相关影响，自身产生相应的反应和变化。可以说处理好这三种关系，人类个体和社会就会相对和谐健康地生存和发展；相反，处理不好这些关系，人类社会就会面临严重的生存、发展及健康问题。要想健康地生存和发展，人类就必须在实践中不断认识上述三种关系以及上述三种关系与人类自身内在的和本质性的相互作用规律，不断地、科学地总结出健康相关的先进概念和理念，并要在实践中不断再验证、再总结、再实践，以期不断促进人类的健康。这一健康促进过程一直离不开人类思维活动：人类关于健康的相关思维结果可以指导人类健康促进实践；同时，健康思维结果也可以在实践中不断修正、完善和提高，更加趋近科学、合理和真理，并通过周而复始的实践及思维过程，不断促进人类的健康。可以说，思维不同于理念、概念和知识，理念、概念和知识是思维的产物，是相对静止的；而思维主要指思维过程，即是产生理念和概念的过程，也是体现理念和概念价值的过程，同时也是不断创新的过程。由此可见，从某种意义上说，健康思维比健康相关理念、概念和知识更重要。

人类对健康的认识也经历了漫长的发展过程，贯穿医学发展史的全过程。

传统的健康问题指的就是有无疾病和虚弱，采取的诊治方法主要基于经验的积累。人类对健康的宏观认识伴随着三次医学革命得到了飞速提高。在 16 世纪欧洲文艺复兴时期，受瓦特发明蒸汽机的影响，人类医学（伴随着人类对健康的认识）发生了第一次革命，促使传统医学向治疗医学转变。治疗医学把人比作一台机器，机器坏了要修理，人得病了要治疗。因此，治疗医学也叫机械医学、临床医学、被动医学。其实质是"已病治疗"。医学的第二次革命发生在 19 世纪末，由于当时交通相对发达，战争频发，各种传染病大流行。在这种情形下，促进了微生物学及免疫学的崛起，引发了医学的第二次革命，即预防医学的出现。预防医学，特别是特异性预防，是对已知疾病进行接种预防，如天花、霍乱、鼠疫、伤寒等。人体缺失某种营养，也会使身体出现不适或引发疾病。适时针对性地补充缺失的营养素，就可改变身体状况，避免疾病的发生。在这种思想的引导下，利用中医学、营养学、免疫学等学科中的一些概念，衍生出将植物、动物、海洋生物等制成有特殊营养成分的食品（俗称保健品），因市场空间很大，名目繁多的保健品越来越多。这就是所谓的"未病预防"。预防医学也叫生物医学、半主动半被动医学。治疗医学和预防医学在各自的领域内都取得了很大的发展和进步，挽救了不少生命，迄今为止仍在人们的生活中发挥着重大作用。随着时间的推移和科学的进步，治疗医学和预防医学的弊端逐渐凸显出来：治疗医学——人不是机器，人有修复自保功能；人体器官摘除后不能再生；器官移植后出现排异现象；药品在治疗疾病的同时会给身体带来伤害（治甲病得乙病）。特别是抗生素的广泛应用，破坏了人体内的微生态平衡，导致菌群失调，耐药性菌株不断出现。有些病菌已经到了无药可治的地步，人类的生存受到了严重威胁。预防医学——疫苗对已知疾病的预防，存在两个方面的不足：一是疫苗的研制跟不上病菌、病毒的变异速度，使预防滞后。二是对未知疾病无法预防。保健食品——各类食品调节剂有其特定功能：适应特定人群，不是人人适用；不宜长期使用；补充量不易掌握；产品在加工过程中形成二次污染；浓缩精制的食品造成人体的基本功能退化，促使人体的基本功能早衰。正是治疗医学、预防医学的弊端不断显现，促进了生态学的发展，引发了医学的第三次革命，即健康医学。健康医学也叫生态医学、潜能医学、平衡医学、主动医学。宏观生态学认为生物与环境是统一的；微观生态学认为人体和细胞与环境也是统一的；分子生态学认为在分子水平上也是分子与分子环境分不开的。因此，健康是生态现象。生态健康是人类追求的目标。生态医学是医学发展的高级阶段。全球大工业的发展、高科技的利用，使人类在享受现代科技的同时所产生的大量废水、废气、废渣造成了外环境（宏观生态）的破坏（失调），人类的生存环境不断恶化，这种现象已被全社会全人类所关注。但"三废"对人体内环境（微观环境）带来的危害以及农药、化肥、各种激素、各种添加剂在农业、养殖业、食品加工业的应用，医药及各种现代化医疗技术或措施，快节奏的生活、白热化的竞争给人所带来的压力，等等，对健康带来的伤害，人们还缺乏足够的认识。生态医学的重要任务，就是认识防治微生态失调，进行微生态调整，扶植有益菌，拟制有害菌，重建微生态平衡，确保人的宝贵生命按照自然轨迹正常运行。

伴随着健康理念和科技的进步，医学模式也发生了很大变化，由传统的生物医学模式向现代的生物心理社会医学模式转变。现代的生物心理社会医学模式强调：几乎所有疾病或健康问题的发生发展都受到个体遗传因素（内因）和环境因素（外因）的作用和影响，差别在于内外因作用的比例不同。它强调对疾病进行诊断和治疗的同时，更加关注对疾病的早期预防。此外，它更加强调心理因素和社会因素在疾病发生、发展过程中起的重要作用。新的医学模式的兴起是人类长期促进健康实践中积累的创新思维的产物。很久以前，我国传统医学就认为健康是形、神二者的和谐统一：形是维持"活力"的物质基础和能量，而神是人体全部生命活动的体现，二者兼容并蓄，相互促进，共同构成健康的基础。这一朴素的健康论既重视人体自身的统一性，也体现了人体与环境间的相互适应和作用，是我们祖先长期实践中积累的智慧的结晶。因此有学者提出健康在中医学中可定义为：机体内部功能和精神意识活动协调有序，并且与外在环境相适应的一种生命活动状态。古希腊医学将健康描述为"一种整体医学，强调心灵与身体，人与自然的相互联系；健康主要受到生活方式，心理和情绪状态，环境、饮食、锻炼、心态平和以及意志力等因素的影响"。

希波克拉底认为保持土、火、风、水四元素的平衡即可维持健康的根本，同时还需与外界保持协调和适应。17世纪晚期文艺复兴运动带来的人本主义思潮逐渐改变了"体液学说"（又称为四体液学说，认为人体由血液、黏液、黄胆汁和黑胆汁四种体液构成，它们分别对应四种元素、四种气质，四种体液在体内失去平衡就会导致疾病）主导医学领域的局面。在长期的健康促进实践中，人们逐渐认识到应当把人作为一个与自然环境和社会环境密切相互作用的整体来研究；同时科学心理学的诞生深化了我们对健康的认识，进一步扩大了健康的范畴。世界卫生组织（World Health Organization，WHO）在1948年首次提出"三维健康"的概念，即"健康不仅仅是没有疾病和虚弱，而是一种心理、生理和社会生存的良好状况"。1978年WHO在《阿拉木图宣言》中重申了健康的内涵——"健康不仅仅是没有疾病和痛苦，而是包括心理、身体和社会功能各方面的完好状态"。《渥太华宪章》提出"良好的健康是社会、经济和个人发展的重要资源"。以前大多数人会认为没有生理疾病就是健康。然而当代社会人们对于健康的需求越来越高，健康所涵盖的内容要宽泛得多。健康早已不仅仅局限于生理完好，它对于个体的心理、社会适应能力甚至灵性等方面都提出了更高的要求。健康直接影响人们生活幸福的程度，是一种人类所孜孜以求的优质生活（Wellbeing）。健康目前已成为影响人们"幸福感"的重要组成；民众的整体健康水平的提高有利于节约社会资源和提升国家的综合竞争力；公共健康甚至被上升到国家战略和重点发展产业领域。现代健康的核心理念是健康的整体性，即从事实践活动着的每一个人类成员，在其生命活动的各个发展阶段上，生命活动的各个方面都处于良好的状态。该理念有三个基本论点：首先，整体健康是全体社会成员的健康；健康除了来自个人的需要，也是社会稳定可持续发展的重要保障。而让人人享有健康也符合 WHO 所倡导的"健康是一项基本人权"的理念。其次，从个体生命活动的时间轴线上看，整体健康指生命在其各阶段上都能够保持一种良性的机能状态和动态平衡。因为健康所指的是一种持续的生命活动，健康的具体形式也具有阶段性的年龄特征；并不存在适用于个体所有年龄阶段的抽象的健康标准。因此说"健康贯穿整个生命的连续的进化过程"。最后，从个体生命活动的空间形态来看，整体健康强调生命系统及其与生存环境之间相互协调，处于一种全面健康的状态。所谓全面就涵盖了生理、心理、社会适应力，乃至道德的完善。以系统的观点来看，健康全面观其实是一种强调以人为本，人与自然、社会和谐统一的理念。可以看出健康涉及个体与环境多维度、多层次的交互作用，是生理、心理、社会文化等多变量非线性关系的综合表现。因此与其说健康是需要达到的终极目标，不如将其看作需要维护的动态过程。

健康理念的改变已经彻底改变了以被动治疗疾病来维护健康的理念，转而强调以疾病预防和健康维护为主导促进人类的健康状况。根据这个观点，科学的健康维护主要有两种基本方式：一是良好的生活方式，即有针对性地改变人们不利于健康的生活方式；二是良好的生存状态，即通过改善生存环境来提高健康水平。这两种方式分别强调了个人和社会在促进健康方面的作用，其核心是人们对于健康的科学认知和主动干预。从这个意义上说，人类的健康事业远远超越了医学范畴，教育、公共卫生、各类政府和非政府机构乃至于全体社会成员的积极参与都必不可少。

　　而面对人类寿命延长和慢性疾病发生的增加以及由此而造成的医疗费用大幅度持续上升等一系列问题，如何充分调动现有和潜在的各种社会、政府、自然和个人的资源并利用先进的检测、咨询等生物医学技术来促进健康产业的快速发展，大幅度提高国民的整体健康水平和社会劳动力水平，是当前亟待解决的问题。除了健康的内涵，健康的评价标准和评价方法也发生了很大变化：过去通常以是否死亡作为健康风险评价的最终结果；这个标准已逐步被以疾病发生的危险性评价所取代；因为后者能更真实地反映疾病产生和发展的一般规律，并能更有效地使个人了解具体的危险因素，以便更有效地实施干预措施和降低费用。对于后者而言，其发病风险评估过程往往涉及基于循证理念的多因素统计分析和相关模型的建立。针对健康问题，传统的干预手段主要是根据疾病确诊情况，采用药物、手术、理疗等手段进行治疗；而未来健康干预除了传统方法外，则在重点参考各种诊断的基础上，还应该纳入营养、心理等方面的干预手段。

　　可见，无论是人们对于健康的需求，还是目前已掌握的能够用于达到这项需求的方法，都促使我们改革现有的公共卫生体系，以适应广大人民群众日益增长的健康需求。以欧美为首的西方国家早在 20 世纪 70 年代起便提出"健康管理"的理念，即对个体或群体的健康进行全面监测、分析和评估，以提供健康咨询和指导并对健康危险因素进行干预。其宗旨是调动个人及集体的积极性，有效地利用有限的资源来达到最大的健康改善效果。健康管理的对象包括患病人群、亚健康人群和健康人群，也就是每个人都可以受益于健康管理。而作为传统疾病医学的完善和补充，健康管理更加注重对于"疾病前（早）期"的监控和干预，其对于遏制社会中"亚健康"人群比例的不断提高这一现状可以说是恰逢其时，有利于节约个人和社会成本，提高民族整体健康水平。健康管理的概念一经提出，就得到世界各国广泛重视和深入研究。美国的保险公司首先广泛推广健康管理服务。健康管理体系通常包括个人健康信息管理系统、个人疾病危险性评价系统以及个人健康改善及指导系统三部分；其核心是第二部分；其核心技术是疾病危险性评价模型及在此基础上的健康促进过程。不同公司可能采取不同种类的策略设计疾病危险性评价模型（比如对于环境因素和遗传因素的考量）。而采用不同评价模型得出的结论往往也不尽相同。尽管目前还尚未有成熟的统一评价模型，这一领域的发展却令人瞩目。我国目前一方面面临着人口老龄化和慢性退行性疾病的迅速上升的压力，另一方面医疗费用的急剧上涨，使个人、集体和政府不堪重负。将传统以疾病诊治为中心的医学模式转变到以健康管理和预防为主的模式上，无疑是"柳暗花明又一村"。健康管理已经成为我国乃至世界疾病防控和健康维护的最重要、有效的方法和手段。

20 世纪细胞生物学和分子生物学的快速发展，促进了人们从微观上对人类健康的认识。如果说细胞生物学和分子生物学的兴起带给人类一副"显微镜"，让我们得以仔细研究每一个细胞或基因，以及它们参与生理或病理状态下的作用机制和规律，那么近十多年来随着基因组计划的完成，各种组学方法和技术的出现等现代生物技术的飞速发展则赋予我们一副"望远镜"，人类已不满足于在认知自我的道路上踽踽前行，而可以从整体"俯瞰"自己的"遗传密码"这张神秘图谱，从而进一步快速促进人类对自身健康的微观认识。基因组（Genome）一词来源于基因（Gene）和染色体（Chromosome）两个英文单词，表示细胞中的全部遗传物质。而从某种角度来讲，这个世界上发生的一切事情都与这张图有关。我们关于这张"人类遗传全息图"的认识始于人类基因组计划的完成。

人类基因组计划最重要的意义之一就是使人类更好地理解了基因在疾病发生发展过程中所起的重要作用。例如，为什么集肥胖、嗜烟嗜酒、讨厌运动为一身的温斯顿·丘吉尔可以活到 91 岁高龄；而无不良生活习惯的马拉松长跑运动员吉姆·菲克斯却在其 52 岁时死于心脏病发作？现在人们清楚，各种健康相关表型的改变几乎都可以溯源至基因上来。在人类基因组计划的基础上，人类基因组学研究正成为国际科学合作的热点，一系列大型科研计划（如人类基因组单倍体型图计划、国际千人基因组计划等）的实施正稳步推进。这些具有划时代意义的科技成果不仅预示着生命科学世纪的来临，而且也把人们带入了后基因组时代和基因组医学时代。这种基于组学的方法学符合疾病发病的客观规律，弥补了以前研究中的客观不足。"组学"理念不断普及和深入生命医学的各个领域，使人们能够从各个层面更加系统并准确地解读"生命的语言";预示着人类将逐步揭开遗传与变异、衰老与凋亡、疾病与健康背后的神秘面纱;关于生命本质和运动的规律的认识将达到前所未有的高度。尽管人们已意识到几乎所有疾病的发生、发展、转归从根本上来说都与人类遗传密切相关,然而围绕基于健康问题的基因组医学方才崭露头角,而其存在和发展将会给现代预防医学、临床医学和公共卫生体系带来一系列革命性飞跃。当代前沿科技的革命离不开研究技术和方法学的长足进步,而以基因(组)检测技术、PCR技术、分子免疫技术等为核心的一系列分子检验(诊断)技术在临床上的转化和应用,为基因组医学逐步迈向成熟打下了基础。基因组学学科群以其通量高、效率高、成本低等突出优势,正逐渐成为现代健康医学领域中的排头兵,彰显出其强大的生命力,并在疾病早期预防和健康维护方面发挥着不可替代的作用。通过基因检测和遗传分析来评估健康状况和发病风险正逐渐成为主流医学的重要内容。而基于此的医学临床研究将从基因组、转录组、蛋白质组、代谢组等水平上综合评估疾病,同时结合个体的生活环境和生活习惯并遵循循证医学理念,从而构建所谓4P医学模式(Predictive,Preemptive,Personalized and Participatory Medicine)。此外,各种组学研究的快速发展,也产生了呈指数增长的大量数据。数据不等于信息。如何从海量的数据中科学地提炼出有用的信息,并将这些有用的信息用于健康管理实践中,这是目前生命科学和医学所面临的一个首要问题,生物信息学应运而生,并在此基础上,本着促进健康和基因组导向下健康促进事业的发展,也创新性地发展了健康信息学和基因健康信息学[1]。总之,人类基因组计划的完成及后基因组时代的到来使我们既能从分子水平阐释每一个复杂疾病和简单遗传病的相关基因的作用机理,又可以以系统的观点来审视复杂疾病、遗传性疾病发生的全过程及其物质、能量、信息代谢网络,并在此基础上对疾病进行准确、全面、科学的早期预测和干预。可以说人类基因组计划的研究成果及其相关产业技术在进一步支持并完善4P医学模式理论基础的同时,为其提供了有力的技术推动力。因此,可以很清楚地看到医学发展正在经历以当代基因组学科研究成果为依托,以重大慢性复杂疾病及简单遗传病的早期预测和干预为主要方向[2-3],以全面维护和提升人群健康水平为终极目标的伟大转变。

人类基因组计划的完成，也为认清个体间存在的健康管理本质差异打下了坚实基础。基因组与健康管理相结合是大势所趋，也是"21 世纪"健康科学发展的一个新的指导思想。近年来，基因组导向下健康管理事业也得到了快速的发展。可以说缺少基因组数据的健康管理是不完善的，可以从以下几方面理解：①一切健康问题几乎都是遗传因素和不良外部环境、生活习惯、心理及社会等因素共同作用的结果，缺少对遗传因素的检测、评估和干预的健康管理从内容上来说是不完全的。②健康及健康管理的本质方面，新的健康以及健康管理理念的提出是科学快速发展以及与之相伴随的人类创新思维的必然产物。在多年的健康管理实践中，人们逐渐认识到人与人之间的健康管理内容是有差异的（包括内在的遗传和外在的外部因素等），而内在差异的本质是什么还不是很清楚。人类基因组计划的完成，为认清个体间存在的健康管理本质差异打下了坚实基础。我们现在知道：与健康或疾病相关的一些现象，如患病风险、药物治疗的有效性和毒副作用等，人与人之间都存在差异，而这些差异主要是由基因组中 0.01% 的差异序列引起的；几乎一切健康或疾病（主要指遗传性疾病）相关的表型其根本就是基因功能的改变从而引起各种不同表型的出现。因此，没有基因检测数据，我们就无法开展现代的、科学的个体化医疗及健康管理工作。③健康管理的时效性、有效性和完整性方面。现代先进的健康管理理念是疾病预防为主、贯穿生命全过程的健康维护等，因为基因是根本，很多基因问题是先天遗传下来的，因此，只有通过基因检测，才能把疾病的科学预防推到生命的早期，才能真正实现有效和完整的贯穿生命全过程的健康管理和健康维护。此外，新近的研究结果显示：环境因素、饮食、运动等生活习惯是可以改变基因表达水平的，并很有可能长期作用于基因，产生基因记忆，一代代遗传下去。本质上来讲，如果我们不从战略上设计并改变人类生存所必须面临的环境、文化和心理等问题，现在一切针对疾病、健康或亚健康的防治或维护措施都是相对的治标而不是治本。因此，我们必须有跨越时空的历史责任感和义务，认清基因（基因功能）在健康生命维护和群体健康生命传承中的重要性，以指导我们开展早期、更加有效的健康促进工作，如加强、加快健康文化创新工作，加快以健康为核心的新的心理学创新步伐等，并以此为基础，传播健康文化、健康思维和健康心理等，以期最终养成群体和个人的健康行动习惯，真正改变影响个体和人类健康的土壤和环境，事半功倍地促进健康事业的发展，造福子孙后代。基于基因检测的基因组导向下的健康管理以其时效性（早发现、早预防）、有效性和全面性，已经成为遗传性疾病（包括单基因遗传病、染色体异常病和复杂疾病）防治和健康促进的有效手段。④科学性和精准性方面。随着认知科学、认知心理学、生物信息学等的快速发展，人们又试图从认知和思维以及信息管理角度来认识人类健康相关的本质和内在的规律，以使以疾病防控和健康维护为目的的健康管理更加科学、精准和有效。在传统的健康管理体系中，缺少对健康问题本质的认识，健康管理缺少科学性和精准性。基因检测数据是实现"精准医疗"的前提和基础。美国前总统奥巴马曾强势推出的"精准医学"计划，指的就是个体疾病的遗传学信息用于指导其诊断和治疗，精准医学本质上反映的就是科学的个体化医疗思维。在此基础上，人们创新性地提出"精准健康管理"这一理念，因为从思维的角度看，精准健康管理除包含有个体化医疗及精准医疗等科学理念外，还包含预防为主的理念和管理思维等。基因组导向下的健康管理是实现"精准健康管理"的核心内容，精准健康管理的理念要求我们以科学的健康思维为基础，在从事基因组导向下的健康管理实践中，采取科学的方法和手段（基因健康信息学等）逐步完善遗传分析、遗传咨询及基因组导向下的健康管理等内容，使健康管理更加科学、有效。可以总结为：以科学的健康思维为基础，以建立在基因健康信息学基础上的科学的遗传分析、咨询及健康管理为手段，最终实现"精准健康管理"这一目标。由此看来，缺乏基因组数据的健康管理是不完善和不精准的[4]。

综上所述，人们在长期的健康认识实践过程中，总结和提炼出很多先进的理念和概念等，也养成了一定的健康思维方式。长期的人类健康促进实践告诉我们：必须在科学发展的基础上，坚持创新思维和科学的健康思维，才能真正事半功倍地、科学有效地快速促进人类健康事业的发展。

第三节　健康思维是做好健康工作最重要的有效手段

　　哈佛大学原校长陆登庭先生曾经说过，一个成功者和一个失败者之间的差别，并不在于知识和经验，而在于思维方式。这句话也可以这样理解：具有相同知识或经验积累的人们，由于他们的思维方式不同，产生认识的效果及指导实践的结果也不相同。在长期的健康管理实践中人们逐渐发现：很多健康管理的不科学、缺少实效性等问题都不是主要由缺少相关知识和技术等引起的，而是出自人们思维及思维方式的不同。这方面的例子只要我们细心观察，相当普遍。很多健康管理者，甚至资深健康管理者，相关健康管理理念和概念熟记在心，也经常宣讲，但是，在具体的健康管理实践中由于思维方式原因，经常产生人为的健康管理问题。实践证明，理念、概念和知识等，只有纳入解决问题的思维模式，才能变成"能力"。思维能力是集理解力、论证力、判断力等多种能力于一体的综合能力，是整个智慧的核心。思维能力比知识积累更重要，学习只是学到知识，而思维模式创造解决问题的能力。有了成功的思维模式，知识才能活学活用。爱因斯坦曾经说过："发展独立思考和独立判断的能力，应当始终放在首位，而不应当把获得专业知识放在首位。"当前，想了解各个领域的知识甚至专业知识甚是简单，而有些人却能取得优秀的成果，论其本质，其实是因为思维角度不同而产生的结果。因此可以认为，各个领域各个行业的竞争核心其实就是思维能力强弱的竞争。认知心理学认为：人出生后通过自己的五官及语言交流等会感知周围的世界，并通过思维过程对各种感知信息进行加工处理，归纳整理出一些概念、知识和规律等；这些思维过程受遗传因素、外部环境及人们在生产生活实践中不断养成的一些特质等因素的共同影响，如知识经验、生活方式、习惯、情感、性格、兴趣、心理素质和技能等；人们的生活方式在 5 岁左右就已经成型，这时，受生活方式的影响，个体思维方式的雏形也基本成型，虽然这种思维方式在后来的生产生活实践中会得到不断改变，但如不加以特殊注意或训练，生命早期形成的思维方式会影响人的一生。生命早期在思维活动的基础上形成的宇宙观、世界观、人生观和价值观等会影响人们采取不同态度对待人与自然、人与社会及人与自身间的关系，最终会影响个体乃至群体的健康。我们现在每个人每天都生活在相同的地球上，沐浴相同的阳光和雨露，甚至我们每天都有相同的机会接触到各种数据或信息，而人们之间相差（从认知科学方面讲）最大的可能就是思维方式了，这种差别主要体现在能力方面。这里可以把思维方式比作电脑处理信息的支持系统，人们发展到今天就好比建立各自大脑处理信息的支持系统一样，我们现在各自大脑处理信息的支持系统不同，信息处理的方式、效率及结果等也不相同。假设两个教育背景几乎相同的人，一起参加健康管理培训班，接触的信息完全相同，学到先进的健康概念和理念的机会也完全一样，不过，因为他们长期养成的思维方式不同，通过思维方式这一大脑处理信息支持系统的处理后，信息分类方式及储存位置等（是主要信息还是次要信息？学到的理念和概念是否在今后的健康管理实践中经常应用？因为这一点可以影响信息储存的位置。是储存在内存里还是外存里？）产生差异，就会造成最后应用时的效果的差异，即实际能力的差异。这种差异在某种程度上是自然形成的，如不加以注意就会长期存在下去。设想如果人们在长期的生产生活实践中养成了相对不科学、不健康的思维方式和习惯，在他们从事自身或他人健康管理实践的过程中肯定会出现程度不同的不科学、不精准，甚至不利于健康促进的结果。由此可见，21世纪拥有科学的健康思维对于健康管理师和对促进自身和人类健康感兴趣的人们来说是多么重要。健康思维是自然科学和人文科学快速发展的必然产物，健康思维概念的提出本身就是创新思维的结果，必将有助于促进健康事业的快速发展，提高我国人民乃至全人类的健康状况和水平。

第四节 健康思维的定义、具体内容、目的及意义

一、健康思维的定义

目前，健康思维的概念和定义还没有人明确提出。这里，作者试着下一定义，以便引起进一步探讨和争鸣。所谓健康思维（模式），就是指人们面对健康问题时所运用的所有逻辑形式、结构及方法的总和。一般是指健康管理者或对促进自体或群体健康感兴趣的人在反映健康或管理对象时所运用的所有逻辑形式、结构及方法的总和。

二、健康思维的具体内容

健康思维的相关内容很多，可以说，人类到目前为止所总结出的所有思维方式都或多或少地与健康相关，这里所列举的健康思维内容主要是在总结人类对健康认识的发展过程中所形成的理念、概念基础上提炼出的主要的和最新的健康思维内容，具体内容主要包括：第一原理思维、辩证思维、创新思维、基因组思维、生物信息化思维、快乐思维及幸福思维等。

三、健康思维的目的

健康思维的目的就是运用科学、系统、全面的健康思维指导人们生产生活实践，并期望最大限度地满足人们对健康生存、健康发展等的心理需求，最终实现自然界、社会和人类自身健康、和谐的生存和发展。

人类对健康的需求是随着社会的发展、文明的进步以及人们认知水平的不断提高逐渐形成的。现今人们经常会被问到这样的问题：人的一生面临很多选择，什么才是您的第一选择呢？很多人会选择房子、车子、金钱、事业等，其实人一生中最重要的选择应该是健康。虽然拥有健康不一定拥有一切，但如果失去健康，那么就可能失去一切，疾病可以轻而易举地摧毁一个人或一个家庭，无论是从物质上还是心灵上。人们经常会听到这样的比喻：财富的积累可以比喻成数字"0"的累加，

而"0"前面的数字"1"就意味着健康,如果失去了"1"(健康),累加再多的"0"也是"0"。由此可见,随着认知水平的不断提高,人们已经不断认识到健康是人们最重要的心理需求。通过多年的研究和实践,这里我们首次提出健康需求是人类最高层次的心理需求。

人本主义认为:个人的一切社会实践都是动机驱动的,而动机是由多种不同层次与性质的需求所组成的。重温马斯洛的心理需求理论的五个层次:生理需求、安全需求、爱和归属感、尊重、自我实现和自我超越等,其在一定程度上反映了人类心理活动的共同规律,也完全吻合新的生命自出生之日起的心理变化过程。新生儿出生后,必须借助于父母亲给予的食物、衣服、住所等来满足他的最基本生存需求;孩子在心智健全之前及早期发展过程中,仅凭自己的努力很难认清和心理平衡地与自然界和社会相处,缺乏安全感,必须通过家庭和社会的帮助、自身不断地学习和实践以及得到爱与归属感等才能不断消除这种不安全感并逐渐建立起心理平衡和优越感;在后来的发展过程中,孩子也渐渐具备了一定的思维能力,通过自身的实践感知以及先辈们积累经验的灌输,自觉不自觉地逐渐认识到爱和归属感、受教育和受尊重、自我实现和自我超越的重要性。但现今普遍认为马斯洛的需求层次理论是基于人本主义的,即人的本质是超越社会历史的,是抽象的"自然人"。他的理论是离开了历史发展以及人的社会实践来考察人的需求及其结构的,他只强调个人的需求,没有考虑到社会实践对人的需求的制约性以及人的需求的社会性;同时,他过于强调个人的内在价值并把人的需求统统说成是先天的,降低了后天生活环境和教育对人的需求的发生发展所起的作用。

如果综合考虑个人、历史发展及社会等多种因素,自从有了人类以来,个人与社会一直面临的主题就是生存和发展,这是人类个体和群体最重要、最大的心理需求并贯穿于人类生产生活实践的全过程。随着社会发展、文明进步,以及人们认知水平的不断提高,人类心理需求的种类、每种需求所占个人或群体总体需求的比例会发生不断的变化。在人类刚刚产生时,人们主要通过感知和积累的初步知识和经验等来认知周围的环境,人们感觉到的主要缺乏就是基本生存的缺乏,因此当时人们最主要的需求就是基本生存的需求,即所谓的生理需求,个体会努力从环境中寻找能满足其基本生存需求的东西，比如食物、衣服、住所及性等，以保证生存和繁衍下去。在人类发展和文明的早期，由于生产力水平的低下、生产工具的缺乏以及人们认知水平的限制，人类与大自然抗争的能力匮乏，感觉到的主要缺乏还是生存的缺乏，需求内容除了基本的生理需求外，还有安全需求。起初的安全需求还是为了满足生存的需要，当人类认识到凭借个人的能力很难在与大自然的抗争中获得安全感时，人们就自然地组成小群体、大群体，甚至组成国家等来汇聚群体的力量，增强抗争大自然的能力，满足包括生理、安全在内的生存需求。在这一过程中，随着认知水平的不断提高，人们逐渐认识到发展的重要性，因为只有生产力和社会形态不断发展变化，才能更好地认识自然、改造自然和征服自然，进而推动人类意识形态（主要是社会文化）和科学技术系统地发展。运用科学技术可以使人类改变自然，从而更好地生存和发展，因此具备更多科学技术的人在人群中具有更强的竞争能力。基于科技的发展，来自外部的发明、新思想和新人工产品等的引入，推动了文化的快速进步，也使得人类后代在幼时大脑发育与心理机制的成熟与时俱进。人们在发展过程中逐渐认识到爱和归属感、受教育和受尊重、自我实现和自我超越的重要性，发现基于动机的自我实现和自我超越能主观能动地驱使和引领人们更好地认识和改变自然界、社会和自身，使人类更好地生存和发展。可以说，从人类社会发展过程这一维度（更多的是指时间维度）来理解，马斯洛的心理需求理论也是对人类群体及个体心理变化、发展的较完美的诠释，但看待任何事物除了时间维度外，还需要空间等维度，如果坚持从空间维度看马斯洛的心理需求理论，就会发现有很多矛盾之处，如各层次需求在现今来看层次感并非特别清晰；在同一时间内往往存在多种需求，而这些需求又相互矛盾，进而导致动机的斗争等。可以说，马斯洛的心理需求理论只是围绕个体和群体生存与发展两大主题对人类心理的较完美阐述，它的局限性和随着社会进步越来越突显的矛盾现实，可能源自我们思考问题的维度的不足。为了最大限度地避免矛盾的产生，我们必须坚持多维智慧，并在此基础上敢于理论创新，只有这样，才能更加科学、有效地理解和激发人的心理，造福个人和社会的健康发展。

多维智慧是 21 世纪人类社会实践和认知水平不断提高的必然选择

和结果，在复杂的信息化时代，没有多维智慧就没有人类的未来。随着科学特别是生命科学的发展，人们对生命本质的认识也不断进步和提高。人们逐渐认识到生命是物质的，生命是信息的，等等。人们对生命本质认识的提高和完善，将极大地促进以人为本的自然界和社会以及人类自身的和谐、健康发展。生命的本质就是由各种物质（水、蛋白、脂肪等）组成的，但如果我们的认知水平一直停留在生命是物质的，就会发现一种复杂事物或现象分别与多种物质相关，不同的人从不同的角度出发，认识的结果是不同的，并且往往这些认知结果间是相互矛盾的。比如，最近听我国一位著名教育家的讲座，讲座非常生动、活泼及幽默，讲座的主旨大意是医学不等于科学，讲座者列举了大量生动的事实来证明医学远比科学复杂，但是，在我看来，这种认识是建立在生命是物质的认知基础上的。随着科学的发展，人们逐渐认识到生命是能够进行繁殖、新陈代谢、生长发育、遗传变异的半开放系统，然而生命不是组成其的各种物质（水、蛋白、脂肪等）的简单组合，而是一个系统，是高度有序整合的有机体，各种物质共同完成各种生命活动。那么不同物质相互交流的语言就是生物信息，这种语言实际上是指导生命活动的核心，从而人们认识到生命是信息的。信息具有多维、易融合且可以有效管理等特点，因此，只要人们坚持多维智慧，以生命是信息的思维方式为基础来看待各种复杂事物或现象，就会发现各种认知的矛盾现象都可以通过相对有效的信息管理来解决。其实科学和医学并不矛盾，是辩证的统一体，系统医学理念的提出本质上就是坚持多维智慧来有效解决医学方面的问题。

自从有了人类，生存和发展就一直是人类社会面临的两大主题。在此，我们提出健康也是或必将成为人类社会发展的另一主题。从生存、发展、健康三方面（或称三维度）考虑，我们认为健康需求是个人和群体最高层次的心理需求。

提出这一理念的原因和相关论据如下：

（1）符合伴随人类发展的人类心理需求变化的基本规律。人类的心理需求是随着社会的发展、文明的进步以及人们的认知水平的不断提高逐渐变化的。在人类社会发展初期，人们连基本的生存需求都得不到满足，因此，健康需求主要集中在少数达官贵族等人群中。随着社会的发展和文明的进步，越来越多的人在满足基本生存和发展等心理需求的同时，逐渐认识到了健康的重要性，健康的理念和概念的核心内容也逐渐进步和变化（详见第一章第二节），主动或被动的健康管理已经逐渐被人们所认可和接受；此外，在健康管理实践中人们逐渐认识到生态健康的重要性，个体及群体的健康除了与遗传基因、生活习惯、心理有关外，还与环境因素、社会文化等息息相关。虽然人类社会发展了几千年，围绕着生存与发展两大主题取得了极大的进步（社会形态、社会文化及人类生存所处的自然环境等），人类的生存和发展状态得到了极大的促进和改善，但随着社会和科学的发展，人们逐渐辩证地认识到发展是一把双刃剑，处理得好可以不断进步和发展，处理得不好就会引起很多负面效应。例如，工业革命和进步伴随的大气污染，认知和文明的进步伴随的精神疾病的暴发以及由于社会习惯的改变等引起的癌症、心脑血管等复杂疾病的快速增长等，可以说随着社会的进步和发展，现如今要想实现更高层次的健康生存和健康发展非常困难，发展是一把双刃剑的认知也呼唤大健康理念的形成和不断完善，健康应该也必将是人类社会发展的另一大主题，健康需求必将成为人类的最重要的心理需求。

（2）WHO 对个体健康的定义是"健康不仅仅是没有疾病和痛苦，而是包括心理、生理和社会适应能力各方面的完好状态"，核心内容是完好状态。就这一点来讲，随着科学的发展，人们从分子水平和信息管理等层面逐渐认识到健康完好状态很难实现，它只是人类追求的美好愿望而已，主要依据如下：①每个个体自出生后都带有一定数量的缺陷基因或疾病易感基因，这一现实就说明个体出生时就不是处于一种完好的状态。②个体出生后在漫长的成长过程中，很难把控复杂而多变的外部和内在的不良因素刺激，处理得好就会无限接近完好状态，处理得不好就会越来越远离完好状态。③现今的健康全面观是一种强调以人为本，人与自然、社会和谐统一的理念，健康涉及个体与环境多维度、多层次的交互作用，是生理、心理、社会文化等多变量非线性关系的综合表现。因此，这里我们可以把健康理念引入到整个社会层面，要想使由众多个体组成的整个社会能健康生存和发展，就是更复杂更难做到的事情了。④从心理层面分析，发展的本质就是持久而多因素等造成的心理不平衡，因此产生所谓的"压力"。在消除心理不平衡和压力等动机驱动的情况下，建立自身的心理满足或优越感。而压力是一把双刃剑，人们面对压力所采取的正确心态、方法及措施可以帮助人们消除压力并不断进步，从而处于不断发展的健康状态；如果采取消极躲避态度，或在错误方向或道德导向下采取非正确方法和措施等，不但不能消除压力或虽然暂时消除了压力，因为没有完好地解决人与社会和自身间的关系，从长远看，会造成压力的累积或放大，不利于发展和健康。因为人的情志是不断成熟和健全的，由压力产生的消极情绪和消极结果时常出现，要想时刻达到心理和社会适应能力层面上的完好状态也非常困难。⑤21世纪是信息化时代，从信息管理的角度出发，由于个体成长过程中智力和能力等需要不断培养和提高，加之周围相关人（包括父母、亲戚、老师和同学及朋友等）的认知及帮助的效率限制，很难把所有与健康相关的信息有效而完美地管理好，健康只是需要达到的终极目标而已。从某种角度来讲，与其说健康是需要达到的终极目标，不如将其看作需要维护的动态过程。综上所述，健康是终极目标，只有通过一生不断的努力和超越，才能维护或无限趋近。健康是最高层次的目标和心理需求。

（3）健康需求和生存、发展需求相辅相成、辩证统一。从时间维度讲，先有生存、发展（马斯洛的需求层次的全部内容，也包括以往以疾病诊治为核心的所谓健康需求），再有现今的健康需求（把健康提升为完好的状态）。生存发展是基础，健康是生存、发展过程的再认识和终极目标。此外，生存和发展贯穿人类社会发展的始终，健康即是生存、发展的终极目标，也从此贯穿人类生存和发展的全过程。健康生存和健康发展的理念也将始终影响人们的生产生活实践，并一直贯穿个体和社会健康维护的动态全过程。健康与生存和发展互为因果又相互促进，因为要生存和发展，就必须在健康理念和实践基础上，才能保持生存发展的效率和相对完好的状态；因为要健康，就必须在良好的生存和发展基础上，才能无限接近健康。从空间维度讲，在同一或一段时间里，健康需求与生存和发展需求的层次感就没有那么鲜明了，存在生存、发展与健康多维度、多层次的交互作用以及三个变量非线性关系的综合表现，会个性化地存在多种形式，如健康生存、健康发展、健康生存和发展、发展式生存、非发展式生存、生存式健康和发展式健康等。

每个个体或群体所处发展阶段不同，所需求的内容和各种需求所占总体需求的比例都存在个性化差别。此外，因为健康是指"完好的状态"，由于人们认知水平的限制，对健康的认识和判断等不断提高，这样也就意味着健康生存和健康发展可能是一种轮回递进式的发展过程，多种形式错综复杂，但无论如何，从多种维度（生存维度、发展维度、健康维度、时间维度、空间维度等）看，以保持良好的生存、发展和健康状态为目标，同时坚持良好的生存、发展与健康的思维习惯，应该成为自然界和社会的主宰者——人类的必然选择。只有这样，才能不负宇宙和历史赋予人类的责任和使命，促进人类与自然界、社会健康和谐地存在和发展。

（4）基于信息化时代背景，坚持多维智慧，人们会认识到健康信息科学有效管理的重要性和紧迫性。健康涉及个体或由多个个体组成的群体与环境多维度、多层次的交互作用，是个人（或社会）生理、心理、社会文化等多变量非线性关系的综合表现，存在个性化差异和整体综合管理等多维挑战，因此健康相关信息多维而复杂，需要在最大限度地满足个体或群体生理需求、安全需求、爱和归属感、尊重等需求的基础上，个体和群体不断实现自我实现和自我超越，才能相对有效地管理好它。实际上科学、有效地管理好相关健康信息也是很难达到的，这是人类社会奋斗的终极目标。可以说，21世纪科学、有效的信息管理是信息化时代人类的必然选择，是效率的保障和最大、最重要的生产力、发展力和生存力，科学、有效的健康信息管理既是实现健康目标必不可少的重要基础，也是现今和未来越来越讲究发展、效率和健康的社会中人类最高层次的心理需求。

总之，在多维智慧基础上，提出健康是人类社会发展的第三大主题，从生存、发展与健康三大维度出发，重新确定和发展动机驱动下的人类心理需求层次，并把个体健康理念引申为社会健康，强调健康需求和健康相关信息科学、有效的管理需求是最高层次的人类心理需求，可以很好地避免马斯洛心理需求体系脱离历史发展以及人的社会实践来考察人的需求及其结构，以及把人的需求统统说成是先天的，降低了后天生活环境和教育对人的需求的发生发展所起的作用的局限性。坚持多维智慧下的第一原理思考，人们会发现和确定生存、发展和健康是人类社会的三大主题，长期的生存、发展和健康实践才创新性地发展出人类的心理需求及需求层次，这种心理需求层次的划分对于自然界和社会的主宰——人类来讲，具有发展的导向性，是实现进步式健康生存和健康发展的心理基础，是效率人生、健康人生的心理基础。

四、健康思维的意义、发展和展望

在 21 世纪提倡科学的健康思维具有很强的现实意义和指导意义，也具有很强的前瞻性和历史责任感。①科学的健康思维可以帮助人们透过繁多、复杂的健康表象认清健康的本质。此外，因为一切健康管理实践都离不开思维活动，再好的理念、概念和知识都必须在健康管理实践中、在解决问题的过程中得到应用，才能实现其价值，加快健康思维的梳理和实践是提高健康管理者和自身健康管理者水平的根本，也是实现科学、精准和有效的健康管理所必不可少的先决条件和基础。②思维方式的养成受遗传因素和生活方式等共同作用，一旦形成，如不加以特殊注意很难有效地改变。在认知科学和认知心理学基础上，充分认识健康思维的重要性，也就是人类处理数据和信息的支持系统的重要性，我们可以有目的地改变、培养和训练个人乃至群体的科学的健康思维方式，使这个支持系统更加科学、有效地运转，最终事半功倍地、更加快速有效地促进健康管理事业的发展。③从字面上理解，健康思维只是与健康相关，但现今的健康医学（生态医学），强调人体与环境的统一性。在长期的健康促进实践中人们逐渐认识到应当把人作为一个与自然环境和社会环境密切相互作用的整体来研究，从整体角度强调心灵与身体、人与自然的相互联系。现代健康的核心理念是健康的整体性，它涵盖了生理、心理、社会适应力，乃至道德的完善。以系统的观点来看，健康全面观其实是一种强调以人为本，人与自然、社会和谐统一的理念。可以看出健康涉及个体与环境多维度、多层次的交互作用，是生理、心理、社会文化等多变量非线性关系的综合表现。从这个意义上说，人类的健康事业远远超越了医学范畴，它涉及自然科学、社会科学、人文等多个方面。从宏观角度看，人类对健康的认识过程本质上讲就是人类认识自然、认识社会和认识自身、改变自然、改变社会和改变自身的过程，健康思维与我们的人生观、价值观、世界观密不可分。因为健康与每个人息息相关，更容易受到每个人的关注和重视，因此科学的健康思维的养成，本身就是良好的人生观、价值观、世界观养成的过程，它可以为社会主义核心价值观深入人心打下积极的心理接受基础，是人类充分发挥主观能动性，快速实现健康、和谐社会发展远大目标的有力保障。④大量最新的研究结果显示，环境因素、饮食、运动、心情等是可以改变基因表达水平的，并很有可能长期作用于基因，产生基因记忆，一代代遗传下去。文化作为影响人们思维方式的主要载体，可以长期、深入地影响我们的饮食、运动等生活习惯，也能影响人类与环境的交互作用，还可能通过遗传一代代影响我们的子孙后代（详见基因组思维）。因此，良好的健康思维的养成呼唤新的、进步的健康文化的创建和实践，也可以这样理解：人类健康思维的养成过程也是健康文化不断创新、不断实践的过程。由此可见文化创新和实践的重要性。最近听了一首俄罗斯艺术家谱写的歌曲，名字叫《生存》。歌曲的主要内容是呼唤人类仁爱、宽容、关怀和奉献精神的复现，以避免种族间冲突引发战争造成生灵涂炭，使每个人都有生存的权利，并世代和睦地生存下去。我很惊叹这个民族写出这样的歌。人类迈向世界大同的道路上，文化交融至关重要，通过长期的文化交融，可以使不同肤色以及不同民族的人们沉淀出共识性的文化基础，最关键的是长此以往可以使人类产生共性的基因表达基础，并且可以通过遗传一代一代地遗传下去。现今世界各民族间的矛盾看似不可调和，这是有它的基因基础的，但从长远来看，通过创建先进的、包容的并被全世界认同的文化基础，可以从根本上解决这一问题。而在这一过程中，创新、理解、包容至关重要。饱经风霜、历经磨难的民族可能会起到越来越重要的作用，因为他们更懂得被理解、被尊重的重要性，这是人类和谐发展的基础。我们中华民族就是这样的民族，国家制定的创新驱动、和谐发展、社会主义核心价值观以及"一带一路"倡议等，就是引领世界逐步走向大同的具体体现。一首歌曲就使人想得这么多，足见能够触动人们心灵的文化多么重要，它的影响多么巨大。因此，人们必须有跨越时空的历史责任感和义务，加快健康文化的创新步伐，并以此为基础，传播健康文化、健康思维和健康心理等，以期最终养成群体和个人的健康行动习惯，真正改变影响个体和人类健康的土壤和环境，事半功倍地促进健康事业的发展，造福子孙后代。最近，重温了英国著名哲学家、心理学家罗素于 20 世纪 20 年代对中国的预言，他在分析了中国人性格和比较了东西方文化的基础上，预言中国人短期内会基于民间很深的深层仇恨，放弃一切传统价值，而走向极端暴力式的革命；但经过一段时间以后，认识到暴力不能够带给他们幸福与和平，会重新把儒家思想跟西方文明的优点结合，创造出人类历史上另外一次很伟大的文明。我惊叹：罗素不愧为伟大的哲学家和心理学家。读懂了人的心理就读懂了世界。国家的心理和个人的心理是一样的，换句话说，国家的心理就是群体的心理。21世纪的中国人都应该学点心理学，特别是那些体现正能量的心理学，看清自我，看清别人，看清社会，和谐和健康未来。我坚信罗素的预言一定能够实现。一定要相信伟大的心理学家基于心理分析基础上的预言。但我们中国人一定要站在自省的角度看问题，思考我们的惯性的文化不足，以宽大的胸怀学习和吸收所有民族相关文化的优点，高瞻远瞩，发挥历史造就给我们的大国基因基础上的大国情怀。要想实现这一点，全民的开悟至关重要，这是民族复兴、站在世界之巅所需的群体心理基础，而其中尊重是接受和吸收多元文明的群体最基本且最重要的心理基础，是多元智慧的结晶。让我们主观能动地行动起来，做尊重的倡导者和实践者，读懂生命，读懂人生，和谐健康地生存和发展。

健康思维是人类所认知的思维形式在健康方面的具体应用。每一种健康相关的思维形式都有其特性和局限性，现代人们所需拥有的健康思维是以组合形式出现的，人们应该具备科学系统的健康思维能力。21世纪，人们要充分认清健康思维的重要性，并将科学的健康思维应用到具体的健康管理实践中，以期提高管理效果和能力。预计健康思维必将随着健康科学、信息科学和生命科学等的快速发展不断得到发展和完善。人们要坚持创新思维形式，不断探索和创新，站在思维的高度，将最新的科学和实践方向及成果，加以梳理、总结和转化，以便充分发挥人的主观能动性，促进健康管理事业的快速发展。

第五节　健康思维培训

正如上述，受遗传因素、外部环境及人们在生产生活实践中不断养成的一些特质等因素共同影响所形成的思维方式一旦成型，会影响人的一生。虽然这种思维方式在后来的生产生活实践中会得到不断改变，但如不加以特殊注意，不会有大的本质性变化。要想对惯性的思维方式产生深刻影响或大的改变，主要有以下两种方式：一种是客观的；另一种是主观能动的。

客观的主要是指人们在生产生活实践中遇到了大的问题或困难，并且这些问题或困难涉及自身的生存和发展等根本利益，必须加以解决或克服，否则就会产生长期的不安全感和缺乏感，这时候人们就会尽可能地调动积累的所有的知识和经验，并在现实社会的环境和文化等共同作用的基础上，寻找和确定解决现实问题的具体方法，并加以有效地实施和贯彻，最终达到消除不安全感或实现自我满足或优越感这一目的。例如，一个人到了一个完全陌生的新的环境中生活，"文革"时期的"上山下乡"，改革开放初期，甚至战争的爆发或大的自然灾害出现等。经常听人说，某某人出国几年，人都变了，变得出息多了；逆境中出人才，逆境中锻炼人；经过战争洗礼过的人意志更坚强、能力更强；磨难和痛苦经历是一笔宝贵的财富，它可以促进人快速成长、快速进步等。归根到底就是人们在上述环境下，调动起尽可能的能量，去克服困难和解决问题，短时间内培养出了一种思维能力和吃苦耐劳的性格等，长此以往就形成了一种思维习惯，并作为支持系统存放于人们大脑的内存里，时刻影响着人们生产生活的实践方式并产生大不同的实践结果。上述这种客观的改变往往是环境因素的改变在先，从而引起被动的主观能动的变化，至于变化的结果受外部环境作用时间、作用强度以及人类自身的遗传因素和所积累的能力等多方面、多维度的影响。一般来说，环境改变作用强度越大、时间越长，人自身解决问题的能力就越强，思维方式的改变就会越大，可以是一段时间内的深刻变化，也可以是累加不断的长时间内的改变。但这种改变，因受遗传因素和环境因素等的影响，受到很大的自身限制，有一定的盲目性和不确定性。例如，改革开放初期，在首批统计的"万元户"中，绝大部分都因为各种原因进了监狱。这种现象从心理层面上是可以解释的。人们的生产生活一般要经历选择、过程和结果三个过程，其中选择又受道德、品行等的影响。改革开放初期的"万元户"们，不管他们来自什么领域，处于何等社会阶层，他们大致共同的特点就是冒险精神强，敢于选择。只有敢于选择才可能有好的或大的结果。而在现实生活中这种敢于选择、具有冒险精神的人并不多，大部分的人都是相对地不敢选择，但处于过程当中，最后又时不时地幻想着有好的或大的结果，这是不可能的。但选择是受道德、品行等的影响的，所以就不难理解为什么改革开放初期的"万元户"们大部分都进了监狱了，可能是与道德、品行等有关系。再例如，最近看了一个视频，是关于反腐倡廉的，那些大贪官身居要职，敛财无数，最后走向背离党和人民的犯罪道路。在采访中他们都分析了自己犯罪的原因（如退休以后的经济问题、子女发展问题、与企业家相比低收入问题等），都对所犯罪行供认不讳并都有悔恨之心，都觉得最后结果与入党时的奋斗目标相去甚远。其实从本质上讲，主要是因为在改革开放的新实践中，在做出各种选择时，封建和腐朽的思想残余根深蒂固地落在这些人的脑子里（如等级观念、誓做人上人、攀比浮华、拉帮结伙等），严重影响他们的思维方式，最终在一定的外部环境影响和作用下，必然驱使其做出各种错误的选择，走向违法犯罪之路。有人说如果给他一次重新选择的机会，他绝对不会犯这类错误，这种说法完全站不住脚，因为这是与当时的大环境和自身所累积的修养有关的，除非他们加强相关党章党纪学习，并加以认真实践和积累，否则，犯错误是迟早要发生的，因为思维方式如不加以特殊注意是很难改变的，这些人犯错误是有一定的必然性的。

　　另一种显著改变思维方式的方法是主观能动的。即人们主观能动地对自我的思维方式进行系统、全面、科学的培训，并在实践中灵活运用，可以在相对短的时间内，达到显著改变人们思维方式的目的。还是把人的思维方式比喻成大脑处理信息的支持系统，经过长期的生产、生活实践，人们会养成一些思维习惯，并逐渐形成大脑内存中的信息处理相关的支持系统，时刻支配或影响我们的日常生产、生活实践，理念、概念和知识等的应用方向和应用频率及效果等受它的深刻影响。那么，主观能动的系统、全面、科学的健康思维培训的目的就是将这些科学先进的理念、概念和知识等深刻印在人们的大脑中，产生深刻记忆，并不断被运用和实践，相对短的时间内形成习惯（内存中信息处理的支持系统），从而科学有效地、事半功倍地快速促进人类健康事业的发展。

人类大脑主管信息处理的支持系统不同于一般电脑的支持系统，它是要经过长期实践积累并形成一定习惯后形成并相对固定的，它直接影响生产生活实践过程和实践结果。下面举一个例子说明支持系统内容的重要性。日本为达到影响人的思维方式的目的，把否定和美化侵略历史的"右翼"书籍放在APA酒店里。别小看教科书问题，因为它会长期影响人的思维方式，并有可能成为大部分日本人信息处理器中内存的东西，只要有生命活动，它就起作用，短期内还很难改变。当然，这种行为遭到中国人自发的强烈抗议。最关键的是这种不承认侵略历史和美化历史的行为一旦变为一个国家大脑中内存的东西，而内存中又没有悔过自新的内容时就太可怕了，国家的行为一直受这种观念的影响，最终再次做出挑战人类良知、发动战争的事可能性极大。部分日本人对教科书采取的态度与长期养成的文化习惯有关。此外，加上长期自然条件的限制，国家信息处理的内存里（特别是处理国家或民族间关系时）缺少包容、和谐和大胸怀等相关内容。所以中国现在必须做的就是加强长期接触和交流，践行习近平总书记提倡的相互促进、共同发展的理念，交流中产生尊重，相互提高，相互理解，长此以往人们的大脑内存中就会渐渐形成世界大一统的文化和思维基础，为人类的和谐、个性化发展奠定基础。冷战式的对抗不可取，总是这样就会在人的信息处理方面养成一种对抗的习惯，现在的国际关系中这种思维方式占主导地位是有一定基础的，因为这种思维方式是通过战争和流血以及掠夺与反掠夺的长期斗争形成的，短期内很难改变。人类要吸取经验和教训，创造出更加利于文明发展和社会进步的新的文化形式和思维方式，只有这样才能给人类的发展和进步带来光明。此外，日常的人际关系也是一样，人与人之间要多交流、多理解、多相互尊重，并要养成习惯，放在人大脑的内存中，这样社会就多些和谐，社会和个人也会多些健康。完全以自我为中心的思维方式不可取，会产生很多人与社会间的矛盾，长期来看，在社会中还有可能形成所谓物以类聚的鲜明的不同群体和阶层，如果再没有尊重作为基础，就会产生群体或阶层间的尖锐矛盾，助长封建等级观念和排他思想。多些理解和交流，社会就多些和谐，多些相互尊重，人人就更加接近平等。人类个体和社会的健康离不开人文关怀和优秀的文化滋养。

假如我们系统、全面、科学地梳理健康相关的思维方式，并在此基础上加以科学、有效的培训和实践，完全可以达到事半功倍地快速促进自身和人类健康管理事业的发展这一目的。要想做到这一点，需要注意以下几个问题。

（1）一定要认清系统、全面、科学的健康思维培训的重要性。因为只有认清培训的重要性，人们才会加以特殊关注，从而才有可能做出进行健康思维培训这一选择和决定。另外，一定要认清全面、科学的健康思维培训的内涵，避免不科学、片面的培训内容，因为，那样会引发思维引起的错误。所以要加大健康思维培训的宣传力度和广度，使更多的人认清健康思维培训的重要性，可以利用网络、媒体等平台，加大宣传力度。

（2）要培养人们具有认定正确的、必须做的事情一定要坚持认真做并且要做好的优良品德和性格。仅仅认识到健康思维培训的重要性，但不加以贯彻、执行，那么健康思维培训只能停留在理念和概念层面，根本不能最后影响人们的思维方式。因为理念和概念必须在实践中才能转变成思维能力，思维能力只有在实践中才能体现它的价值。在日常生活中，人们经常遇到这样一些人，他们的理念和概念学得不错，甚至考试分数和培训成绩都名列前茅，但经过一段时间后观察随访，却发现他们什么也没做，所以就不要期望他们能够取得好的结果了。选择并认真做好每一件事情是受品德和性格等多方面影响的：有些人在理念和概念层面也认为一些事是应该和必须做的，但受到现实一些因素的影响，比如考虑做一件事是否有利于自己在激烈的竞争环境下永远立于不败之地，这事做了对自己有何好处，性价比如何，认为现今社会人善被人欺，就应该把自己的快乐建立在别人的痛苦之上，等等，受这些想法的影响，最后他们还是不敢或不予选择，由此可见在选择这一点上，受道德、品德和文化等因素影响很大，有一个优秀的道德、品德和文化积累、沉淀对一个人的一生至关重要，应该把它们放在人的大脑处理器的内存中，时刻影响日常生产生活实践。还有些人已经认识到了做一件事的重要性也已加以选择并实践，但在实际工作中一遇到一些小的困难和挫折，就会为自己找出各种的理由和托词，来解释为什么自己没有做好或为什么要停止做某件事，最终就是一个不了了之的结果。做一件事的态度是这样，如果做很多件事的态度都是这样，长此以往就会养成一种惰性消极的思维习惯，这就会对人的一生有很大的负面影响。因此具备吃苦耐劳、持之以恒、认真做事等好的性格，对人的良性发展至关重要。

（3）脑子勤和行动勤同等重要。21 世纪，随着科技和经济社会的快速发展，各行各业都处于信息爆炸的时代，如何处理好海量信息，并将处理结果应用于生产生活实践中，更加科学、有效地指导健康管理等实践过程显得越来越重要。在这方面，人的大脑信息处理支持系统处于最核心的位置。21 世纪，要做好一件事必须要首先做好前期的思考谋划工作，只有这样才能避免少走弯路；另外，理念和概念来源于实践，并要在实践中不断检验和完善，这些都离不开思维过程。所谓"脑子勤"是指要在实际生产生活中，不断且要善于思考，不断培养和提高独立思考和解决问题的能力，这是人们认识、征服和改造世界的基础和源泉。例如，对于一名科研工作者，要想加强他的创新及科学的逻辑思维训练，可以让他撰写项目标书，因为项目的获得关系到他的生存和发展，他会尽可能地发挥自身最大的潜能，争取把它写好；另一方面，一个好的项目书的标准较高，要有一定的创新性和可行性，在撰写过程中对人们的创新思维和逻辑思维提出了很高的要求，日常工作中我们会发现经常写项目书的人，相关能力提高较快，就是与脑子勤有关。再例如，在日常生活和工作中，我们会发现往往那些善于思考的人，解决问题的能力很强，究其原因就是长期养成的思维习惯在实际工作中得到了很好的应用。由此可见，脑子勤和行动勤一样非常重要。脑子勤是可以培训的，如可以经常提出一些大家感兴趣又很"棘手"的问题，大家一起讨论和分析，找出最好的办法解决这些问题，同时还要比较分析为什么有的人提出的问题解决方案新颖且合理可行，为什么有的人提出的方法不实际、不可行，在讨论和辩论中不断提升自己解决问题的能力，长此以往养成一种"脑子勤""脑子能"的好习惯。

（4）"脑子能"是思维培训的最终目标，但要做到"脑子能"并不容易，需要一定的方法和手段，本质上需要一定的科学有效的思维方式，这些思维方式会在下一章详细探讨。简单而明确的几点是：坚持第一原理思考问题，看问题要看清事物的本质；要养成创新思维习惯，特别是在现代科技进步和文明发展的基础上所创建和形成的新的思维方式，如多维的信息化思维和信息管理思维等，会为解决科技、社会发展和健康等问题提供新的视角及有效的方法和手段，从而会产生意想不到的社会实践效果。下面举几个例子加以说明。

例如，坚持第一原理思考问题，人们会认识到在实践中养成习惯是思维方式形成的核心内容，习惯成自然是最高境界，从而会理解思维方式的培养如果能结合到日常生活实际，效果会更好。比如在声乐教学中，老师经常讲要高位置唱歌，有的人花很多钱去跟专业老师学如何高位置唱歌，也用一定时间去练习高位置唱歌，但如果做到日常说话也是高位置的话，就会取得意想不到的效果，因为说话是人们日常生活中必需的，也是人们花费时间最长的基本活动之一，长期的高位置说话会使人在短期内养成好的"高位置"习惯，对提高唱歌水平和技巧很有帮助。再例如，让一个班级的学生各自写了自身营养及运动健康促进计划，发现大家写得都不错，都把最先进的营养及运动与健康的理念和概念写了出来，但很少有人每天按照自己订的计划去执行。就拿人们日常的睡眠习惯来说吧，现今社会很多人每天都在上演着三件事：晚上睡不着，早上起不来，后悔昨天睡太晚。如果一个人连早起都做不到，就很难指望他这一天有效地做些什么了。古人云：一日之计在于晨，一年之计在于春。早上都抓不住，怎么能抓住当天，又怎能期待自己健康发展呢？为什么这么说呢？因为据世界权威机构研究结果显示，长期坚持早起对身体有诸多好处：可以使人更健康；可以使人更年轻；大脑比别人更聪明；成功的机会比别人更多；更容易与人相处且生活比别人更充满激情；更加乐观积极向上，更加魅力四射；看起来比别人更靠谱；等等。由此可见，养成好的健康习惯多么重要。假如人们都能够按照所订的计划去真正影响他们的一日三餐、行动及起居，长此以往会养成一个好的健康思维方式和健康生活习惯，会达到事半功倍地促进自身乃至整个社会的健康。又例如，21世纪是个性化的世纪，医学上讲究个性化医疗、个性化健康管理，管理上讲究人性化管理、个性化管理，声乐教学上讲究个性化教学等。在声乐教学方面，很多老师还是采取几近相同的方法去教育和训练每一个学生，不管学生的天资、悟性、学习目的、生活环境和思维及行动习惯等是否存在着差异，那就会产生很多问题（如影响师生间相互信任，培养学生的效果不理想，学生的声音缺少个性化，严重者甚至会对老师和学生的健康造成影响等）。个性化教学的理念人人都懂，但实际做到很困难，因为它与教师或学唱者长期实践中养成的习惯有关，它要求教师或学唱者要具备在长期教与学过程中善于总结个性化教与学的经验及方法，针对个性化优点或缺点，在相互沟通的基础上，共同制订个性化的培养、教学及实践计划，并要不断总结、修正，再实践、再积累。如果理论脱离了实践，并且没有长期个性化教学实践的积累，就很难成为一名好的个性化教育工作者。我有一位比我长几岁的歌友，平时人们都觉得他很精明能干，歌也唱得不错，有一次相聚时他跟我说："其实我练歌是没有固定时间的，也很少花钱到歌厅里练歌，每天早上起床刷牙的时候，刷上牙齿时我就高位哼唱几下，刷下牙齿时我就练几下'气泡音'，以利于保护声带和带有胸腔共鸣，我上下班坐公交车的时候就小声高位哼鸣去唱歌。"这位歌友之所以歌唱得好，是因为他把好的唱歌方法贯穿到日常生活中了，长此以往养成了好的思维习惯、行为习惯和能力，因此，也不难理解为什么很多人都觉得他能力很强，就是因为他长期坚持一些好的思维习惯和行动习惯，并且把它放在了大脑中的信息处理器的内存里，变为一种能力，这种能力除了可以促进他声乐水平的提高外，也可以作用于生活的其他方方面面，使他时刻呈现出"高能力、高活力"。我在跟一位声乐老师探讨声乐教学时，发现他经常会无意识地涉及个性化教学的一些理念和教学经验，虽然我们的专业不同，一个是从事声乐教学的，一个是从事健康管理和大学生物专业本科教学的，但因为我一直在坚持和提倡个性化健康管理和实践，所以在理念和实践上有遇到知己、相见恨晚的感觉，我对他也顿生敬意。我觉得他是一个真正有能力的教师，所以也不难理解为什么很多学生遇到声乐问题时，找他指导都能很快解决问题，他也很自信地说："只要你们遇到声乐上的问题，我都会尽力帮你们解决，并一定能让你们满意。"一直以来，我认为我们每个人都有属于自己的乐器，唱出最美的声音就是个性化的"美声"，但挑战自我、挑战极限是人类特有的创新意识驱动的，如果能把几种声音组合在一起，唱出扣人心弦、跌宕起伏的优美乐章那就更不得了了。最近听了著名歌唱家谭晶演唱的《欲水》，被她的演唱感动了。之所以被感动，是被她勇于挑战自我、挑战常规的心气感染，跟自己内心的创新节律复拍。这首歌我听出了小提琴的情律、箫的空灵、长笛的悠扬和管乐的激昂，歌手就像是一名指挥家一样，把几名著名"歌手"组合在一起，尝试着在同一时间内将两种声音融合在一起，或是在不同时间里唱出不同的各有特质的声音，我被陶醉了。也使我悟出了如果养成创新的音乐实践习惯，包括学歌、教歌、音乐鉴赏等方面，是一种最事半功倍地培养创新思维能力的好方法，所谓习惯成自然。其实人们生产生活实践各个领域本质上的东西是相通的，有了好的思维习惯，就意味着"脑子能"、能力强，再加上兴趣导向下的相关知识和经验的积累，就可以在快乐和幸福的基础上造就事业上的成功。早期的儿童教育和青年教育也是一样，好的教育方式应该是保持童心，在玩耍和快乐中学习，并注重培养独立思考和解决问题的能力，因为孩提时玩的时间最长，玩耍时养成的习惯对今后的一生都有影响，以玩耍为前提的学习方式有助于保持童心和快乐之心，再辅以注重独立思考和解决问题习惯的养成，长此以往，就会养成性格乐观独立、创新意识强、解决问题能力强等特质。此外，多接触大自然，多接触社会也有助于处理好人与自然、人与社会等的关系，培养出爱大自然、人人关爱的情操和品质，对人们今后的生产生活实践有极大的正向帮助。简单的应试教育不可取，虽然这种方式可以培养出人们在某一学习或技术方面的能力，但一旦在孩子性格养成最关键的时期，剥夺了孩子快乐生活的权利和缺失了孩子自我解决问题的机会时，当孩子走向社会开始独立工作，有可能造成性格和能力部分缺失等问题。早期教育的目的是要养成一些好的正能量的习惯，使人们在未来的工作和生活中健康、快乐，并富有成效地发展。

创新思维的重要性。人类的一切生产生活实践都是围绕认识和改变自然界、社会以及人类自身进行的，创新思维贯穿这一实践过程的始终，是社会发展和进步的源泉，也是"脑子能"的基础。因此，要想"脑子能"，必须要学习和实践创新思维。关于创新思维将在第二章详细讨论，这里举例简单说明一下。如果你具有创新意识，想使自己"脑子能"，机会随处可见。最近，读到一篇文章，讲领导者的用人三境界：用师者王，用友者霸，用徒者亡。这是古人曾子说过的话，"用师者王"就是领导者非常谦虚，尊奉真正贤能之人为老师，从而"王天下"成大功；"用友者霸"就是领导者对待下属像兄弟朋友一样，从而成就一番事业；"用徒者亡"则是指专用言听计从、唯唯诺诺、顺人喜好的人，那是必然会失败的。我很感慨先哲们在用人方面这一相对简单维度上的智慧已经达到了顶峰，而现今的人们大多数又要或正在重复先人们的认知过程，一旦悟到了才发现已经很难有效做到了。这一现象间接地反映了生命早期文化教育的不足，或是伴随着认知的深入和社会的进步、社会文化创新的滞后，以及早期养成的思维和行为习惯是多么的重要。从群体的角度来说，总会有个别人通过学习悟到上述道理并加以实施，或通过实践总结出来，但发展到一定时间或阶段，整个群体内的大部分人是否有相似的心理接受基础，或是具备了心理接受基础但能否做到以及做的效果如何就不好说了，因为体现能力的思维方式和生活方式是受多方面因素相互作用、相互制约逐渐积累形成的，而个体间的这些因素是存在差异的，因此思维方式和生活方式也存在差异，这样长期就会造成群体内的个体对某种实践的心理接受程度和实践效果存在明显差异，一旦长期养成不好的习惯或缺少相关的内容，是很难短期内改变或形成的，因此会影响群体内个体实践总的效果和结果，这也是造成各种社会矛盾的群体心理基础。如果我们坚持创新思维，从某种实践的时效性、有效性、个体间差异性等多个方面思考，在生命早期就进行相关文化教育和实践，就会在很大程度上克服上述弊端，提高个体和群体的实践效率。历史，往往惊人地重复着，我们只有了解历史，才能洞察未来；我们只有拥抱智慧，才能见证真谛。人类发展到今天，社会形态呈现多元化、信息化，站在信息化的高度思考现今社会，发现社会信息具有多维、易融合、可以有效管理等特点，也给人们提供了创建和养成多维智慧的基础和机会，这种智慧有助于人们看复杂现象和问题时认清事物的本质，并提高解决问题的效率。此外，以往人们在生产生活实践中更善于或习惯于运用所学的方法、知识和手段单向地解决问题，而忽略了对自然界和社会的中心——人类心理接受层面上的考虑，最终的结果是虽然理念和方法等很好，但在实践中取得的效果并不理想。21世纪要想事半功倍地做好与人相关的任何事情，必须要创新性地坚持多维智慧，并要考虑到人们的心理接受基础。随着人们认知水平的不断提高，可以这么说：没有多维智慧就没有未来，没有对人们心理的考量，就没有高效率和好的结果！那么什么是多维智慧呢？它的心理接受基础又是什么呢？值得我们创新研究。这里所说的多维智慧是站在信息和信息处理的角度提出来的，是指人们在看待某一客观事物和解决某一具体问题时，要从多个角度收集相关可靠、翔实的信息，并要善于从多方面、多维度出发，综合、系统、全面地分析事物的性质和本质，并给出简单易行（降维的）最有效的解决问题的方法（详见第二章生物信息化思维）。例如，人们要解决社会和个人和谐、健康发展问题，从心理、社会及自身健康等多角度出发，尊重就特别重要了。因为在马斯洛的心理需求层次理论中，从低到高依次为生理需求、安全需求、爱和归属感、尊重、自我实现和自我超越六个层次，如果我们选择第一层次的生理需求，现今大多数人都可以得到满足，不利于创新发展，且要求太低；如果我们选择第六层次的自我超越，因要求太高，只有少数人可以达到，从而解决不了大多数人的心理需求问题，而尊重处在第四层次，从发展、满足感和群体分布三个维度思考，尊重更能极大地满足大多数人对和谐、健康发展的需求；从自然和社会的角度考虑，有了尊重作为基础，人们才有可能处理好人与自然、人与社会、人与人之间的关系，它要求人们尊重科学、尊重自然规律、尊重个体的生存和发展、尊重个体的不同层次的心理需求等，只有这样个体和社会才能和谐、健康地发展。世界上任何与人相关的事物，从人的心理这一单一维度层面上来认识，都与马斯洛的心理需求层次相关，从这个层面上来认识，尊重可能是多维世界中多维智慧产生和赖以健康发展的最重要的心理接受基础之一。虽然我们在日常生活和工作中经常会提到尊重，但很多只停留在口头上，还只是理念和概念的东西；也许少部分人偶尔加以实践，但因为没有形成习惯并长期储存在大脑的内存里，总体来看，实践效果也不好。尊重既是一种态度，更需长期实践。我们要养成尊重的习惯，这是社会和个体和谐、健康发展的基础，也是多维智慧心理接受的基础。我坚信：虽然学习先哲们的经验和文化非常重要，但现今社会的进一步发展和进步，需要新的先进的创新文化作为支撑，但新的文化体系一定是在知识和经验的基础上创造出来的，这其中创新思维至关重要。如果我们过于沉迷中国古代和近代的历史和智慧，而忽略了对世界上各种先进文化和智慧的学习和吸收，并缺少勇于创新的勇气和气魄，是很难创造出先进的、有利于现今社会不断发展的新的文化体系的。我形容 21 世纪是第二次"春秋战国"时期，以多维智慧为核心的人的主观能动力的大爆发和大发展必然会对社会的许多方面，以及人类社会不变的主题——生存、发展、健康等造成深刻的影响并带来巨大的变化。然而多维智慧是一把双刃剑，用好了会帮助人们认清各种事物和问题的本质，提高改变自然界、社会和自身状况等的能力，用不好反而会造成人们思维混乱，并阻碍问题的有效解决。我们要养成一叶知秋、见微知著的能力，而不是一叶障目、不见泰山。既然尊重这么重要，我们要主观能动地创造一种尊重的氛围，并使得大多数人能多点受尊重的机会。有报道评选出的十大奢侈品，竟然无一与物质相关，包括生命的觉悟和开悟，一颗自由、喜悦与充满爱的心，走遍天下的气魄，回归自然，安稳而平和的睡眠，享受真正属于自己的空间和时间，彼此深爱的灵魂伴侣，任何时候都有真正懂你的人，身体健康、内心富有，能感染并点燃他人的希望。在当今这个什么都不缺的年代，占有物质再也无法强烈刺激人们的感官，让人们获得长久的满足。在新的时代，比金钱和物质更重要的是精神层面上的充实感，从物质中获得的满足感只能持续很短的时间，但是人们宝贵的经历以及从中获得的知识和感悟，竟永远地驻入我们的生命。我们要具有超前的视野和意识，在满足人们基本需求的基础上，养成独立、自由、多维、主观能动等思维和生活方式，这种方式在未来一定会引领时尚的潮流，人们会从中得到更多的满足和尊重。尊重相对于吃、穿、住等基本需求，是更高层次的心理需求。现今社会由于社会或个人等种种原因（本质上还是文化的原因），自觉不自觉地使得社会或个体选择的机会很少，评价人成功的标准也相对少而固定，如金钱、地位等，这样容易造成主要由强势或既得利益者制定的成功或世界观及价值观等的标准绑架，一时间还很难改变。为什么在我国，大多数人生活水平提高了，但快乐指数不高？为什么大的贪官在已满足良好生存的基础上还无休止地进行巨额敛财？相当一部分原因就是狭义而畸形的成功判定标准。多元的成功判定标准在现实生活中很难落实，但即使行不通或做不到，也得有人去做，这其实跟我们的态度有很大关系。积极态度基础上的日积月累，就会使人慢慢养成一种新的思维方式和习惯，好的习惯应该有助于在先进生产力和文化基础上建立起多元的思维和生活方式，并有助于建立起包容而多元的社会判定标准，在开悟的前提下满足大多数人的尊重需求和社会进步需求。精神层面的追求有助于主观能动地改变人生的较单一的评价标准，消除封建的思想残余，建立起多元的人生评价标准。使更多的人伴随着社会进步得到尊重等更多、更高层次上的心理满足，也有利于个人和社会的健康生存和发展。可能有些人会说，我还没有满足基本需求，哪来那么多想法？其实这并不矛盾，因为在多元思维生活方式的基础上，社会形式或常态都会发生根本性改变，需求导引下的多种供需关系一定会扩展出更多的市场，使社会财富分配得更加合理。改变大的环境比执意追求小的自我更加事半功倍。另外，在尊重的内容方面，随着社会和文明的进步，也要有所创新和变化。所谓的尊重一般是指他尊和自尊两个方面，即我们不仅要尊重他人和他事，也要不断修炼和提高自己，以便赢得别人对自己的尊重。一味地尊重他人，然而由于双方认知程度和文明程度存在显著不均等原因而得不到别人对自己的尊重时，长此下去就会单方面产生健康问题。其实人们之间的相互影响，在信息化时代站在信息的角度来看，是通过信息场相互作用和影响的，人们可以通过感应器敏锐地感觉出并自觉或不自觉地向正能量或正气场方向聚集，以吸收正能量或正气来满足自己，使自己的气场更趋于平衡和正气化（这里主要指相对自然的状态下，而不是抱有强烈动机和目的的情况下）。假设你的气场是正气场，它的正气量与你的修炼水平、文明程度、能力大小等有关，你正能量地处理你与社会及两性间问题的能力越强，你影响周围相对负能量的人的时间就越长，影响的效果就越好。人们自然愿意靠近并吸收正气，但人们一旦感知到这种正气在群体的气场中会对自己的优越感造成损伤时，就会在吸收正气的同时采用相对负能量的方法予以控制或一定程度地排斥，如果再不懂得感恩和相互尊重，你又不懂或不愿实践拒绝，那么你的正气总有一天会被透支。在你的行为一直被"正气"意识支配的时候，你的正气透支就会对你自己造成健康伤害。所以说，尊重应该是相互的，即使你想以正能量影响别人，但要知道你的正气能限是多少，一旦正气透支超出你的正气能限范围时，一定要学会拒绝。其实拒绝也是一种自尊的形式，是一种保护形式，它可以保护我们，并在此基础上使我们更好地尊重他人。但在现今现实生活中，人们更习惯于用拒绝作为借口，来相对单方向地谋取自身利益和优越感，这也是造成社会矛盾的重要原因之一，因此我们在整个社会要提倡并践行相互尊重，并要按照习总书记倡导的正能量行为方向不断铸造自身和群体的正气，只有这样，才能创造出更加和谐健康的环境，最终造福于人们的健康。最近，看到一篇文章，主要是说一个聪明有自控力的人，从不陷于纠缠，他不是没有情绪的波动，而是不会深陷于此，与其用宝贵的时间去纠缠，不如专注于更为重要的事情。我觉得这是一种大的智慧，是站在更高的层面上对与社会和人相处时的信息进行更加有效、更利于健康的管理，这是发自内心深处更高层次的拒绝和自尊的表现。这两年我也养成了我称之为"随论"的习惯，即带着一定的思考方向，在日常生活中遇到相关的问题随时论述的习惯。因为大家的时间和精力都有限，所以也不与人辩论，既满足了自己，也不给自己和别人添麻烦，感觉挺好的，感觉到围绕着健康文化创新这一主题，只要坚持多维智慧管理好相关信息并结合日常生活不断实践，创新效率会大大提高，可以说：效率根本上出自有效的信息管理和实践。再例如，我们说的辩论。辩论的原意是争辩中的论证。记得前些时间有一个从事哲学研究的人说"不面对面地争辩出的东西绝对是经不起推敲的"。听着很有道理。但在信息化时代，我们一定要与时俱进，辩论的形式和对象要与时俱进地发生一定的个性化的变化，要坚持相互尊重、有利发展和健康的原则。辩论要找好对象，特别是对于那些思维层次与众不同的人，一般的辩论会使其产生痛苦并浪费其宝贵的时间。现在我非常理解钱钟书老先生为啥很少与人辩论，因为他的思维高度与一般人不在一个层面上，且可能会浪费他的宝贵时间。所以新时代的辩论形式要有所改变，至少要做到相互尊重，允许不同观点的存在，对个人和社会有益的就学习一下，觉得对自己无益的就忽略之，对于关乎个人和社会重大问题的要开展全面深入的讨论，但要做到互尊、互爱。相互尊重说起来容易做起来不易，要长期实践并要形成习惯。在坚持原则的基础上尽可能地让对方舒服是最好的尊重。

总之，从某种意义上来说，思维方式的养成和相关实践的积累比知识和经验积累更重要。我们应该主观能动地培养人们具有好的健康思维方式，并把好的健康思维方式贯穿到我们日常生产生活实践中，以期帮助我们解决现实健康问题。我们应该提倡 6H 健康时尚标准和目标（这里的"H"是指英文健康 Health 的第一个缩写字母），即健康思维、健康文化、健康心理、健康行动、健康体魄和健康未来。不仅让 6H 健康时尚标准帮助规划我们的学习和工作，以期满足人们对健康的需求，更应使其成为一种时尚，使社会上更多的人拥有一个健康时尚的未来。

思考题：

1. 什么是思维？其有哪些特性？

2. 试阐述健康思维在健康管理中的重要性。

3. 试阐述健康思维培训的重要性。

第二章　几种重要的健康思维方式

人类在长期健康促进的实践中，产生了很多理念、概念、知识和认识。在这一实践过程中，人类一直面临两种责任和义务：如何从繁杂的理念、概念和知识中，去伪存真，看清健康的本质，并全面系统地、科学地认识健康？如何在发展过程中不断创新、不断完善对健康的科学认识，以便更好地改善和促进人类的健康？要想圆满地完成这些责任和义务，必须有科学的思维作为指导。这里，我认为在相对宏观指导层面上主要涉及以下思维方式：第一原理思维、辩证思维和创新思维。下面就详细介绍一下这三种思维方式。

第一节　第一原理思维

一、第一原理思维的定义和意义

第一原理思维是美国硅谷奇人马斯克所推崇的。马斯克被认为是继乔布斯后的下一个创新领袖，这位外号"钢铁侠"的创业奇才在互联网、清洁能源和太空探索等迥然不同的领域创立了三家成功的公司。有一次当记者问到他的思考方式与别人有何不同时，他说，他之所以在多个领域取得成功，是因为他习惯于运用"第一原理"思考问题。

那么什么是第一原理呢？第一原理出自 2300 年前的古希腊哲学家亚里士多德。在亚里士多德的书中，第一原理是这样表述的：在每一系统的探索中，存在第一原理，是一个最基本的命题或假设，不能被省略或删除，也不能被违反。马斯克在一次访谈中说道：我们运用第一原理思维而不是比较思维去思考问题是非常重要的。我们在生活中总是倾向于比较——别人已经做过了或者正在做这件事情，我们就也去做。这样的结果是只能产生细小的迭代发展。第一原理的思考方式是用物理学的角度看待世界的方法，也就是说，一层层剥开事物的表象，看到里面的本质，然后再从本质一层层往上走。这要消耗大量的脑力。在这里，马斯克提到了两种不同的思维方式——第一原理思维和比较思维。他运用了辩证思维的方法和观点，设置和强调了第一原理思维和比较思维两个对立面，并通过深入分析和比较，由浅入深、由感性认识到理性认识，在全面总结思维成果基础上，提升出第一原理思维的重要性和价值，这是创新思维和辩证思维的产物。第一原理强调用少量的基本数据进行分析、简化，强调事实和少量假设，从问题的最本质出发，进行推理思考，而不是类比思考。不被过去的经验知识所干扰。第一原理的思维方式强调独立思考，而不是人云亦云。强调质疑，不轻易接受否定的答案。第一原理的思维方式强调实验，用实践去验证。第一原理思维方式的基础是自信心。没有强大的自信心，很难挑战常规。正如爱因斯坦所说：自信是向成功迈出的第一步。

比较思维存在两个维度，横向比较和纵向比较。横向比较——我既然看不见终点在哪里，但是我至少不能输给跟我同行的人。于是我们只能不停地追逐别人的脚步。我们在教育系统制定了分数考核，工作中制定了考核制度等，在本质上是一种比较思维，而在商业世界中我们崇尚竞争，这在本质上也是一种比较思维。而这种竞争的结果是，只能产生细小的迭代发展，而无法出现颠覆性的创新。拥有这种思维的人的思维逻辑是：别人能做的我为什么不能做？我为什么不能比他做得更好？纵向比较——基于过去经验和历史的比较。这种比较往往毫无意义或有碍于创新。历史经验证明：那些真正改变世界的人往往是善于运用第一原理思考的人，如毛泽东等。毛泽东同志之所以在新民主主义革命和社会主义革命时期广受大家拥护和信赖，就是因为他坚持第一原理思考问题，看清了当时中国社会各种现象的本质，并能将马克思主义、列宁主义和中国的具体实践相结合，创造性地发展出了符合中国社会实际的毛泽东思想，从而用极短的时间领导中国人民推翻了三座大山，创建了中华人民共和国。运用第一原理思考的人的思维逻辑是：这件事在物理层面上是行得通的，我为什么不能做？我为什么做不成？第一原理思维说起来容易，但真要拥有这种能力并不容易，或许只有拥有强大的内心和思考力，并通过大量的训练，才能获得看清本质的力量。

如今的人们面对未知的领域，正遇到与前人同样的困惑。在一个信息大爆炸的时代，我们的耳边充斥着过量信息，透过现象去认识本质变得越来越困难，人们往往会摒弃那些最本质的东西，而是从覆盖在本质之上的东西入手，如经验、方法等，甚至传言。在这个时候，比较思维容易盛行。中国人是在以比较思维为主的环境中长大的，这里不是说比较思维不重要，而是在创建创新型国家、创新型经济的征途中，需要有更多的"马斯克"们，坚持第一原理思维，勇于创新，锐意进取，只有这样，才能实现民族复兴的伟大目标。人类在长期健康认识的发展过程中，积累了大量的信息、知识和规律，特别是 21 世纪初随着基因组计划的完成，开启了后基因组时代，后基因组时代研究的一个主要内容就是基因组与健康。以组学的方法研究健康，产生了海量呈指数增长的数据，从这些海量的数据中挖掘出有用的信息，并在这些信息的基础上透过现象去认识健康的本质，变得越来越困难。只有具备强大的思考能力的人才能做到这一点，而这样的人寥寥无几。人们往往会摒弃那些最本质的东西，从相对容易的表面现象入手思考健康问题，因此，很难达到有效的健康维护和促进的目的。所以现阶段用第一原理思考健康问题显得尤为重要。那么健康的第一原理是什么？用第一原理思考健康问题要求我们强调用少量的基本信息进行分析、简化，强调事实和少量假设，从问题的最本质出发，进行推理思考，而不是类比思考。不被过去的经验、知识所干扰。在这一过程中要坚持自信心基础上的独立思考，敢于质疑，勇于创新。

二、健康的第一原理思维

健康的第一原理思维从不同层面上会有不同的解读。我认为健康的第一原理主要包括以下内容：

（一）健康思维

人类的发展史就是一部认识自然、认识社会、认识自身、改造自然、改造社会、改造自身的历史，同时，人类对健康的认识贯穿了这部历史的全过程。在人类认识健康、改变和促进自身健康的过程中，经历了从宏观到微观，从现象到本质，从理念、概念和知识到实践的过程，而这些过程都离不开人类的思维活动：思维活动可以使我们产生健康相关的一些理念、概念和知识；思维活动可以使我们从宏观到微观多层次、多角度、全面地认识人类健康以及影响人类健康的各种因素和它们之间交互作用的规律；思维活动可以使我们透过现象看到健康的本质；此外，思维活动可以帮助和指导我们把先进的健康理念、概念和知识等运用到具体的健康维护和促进实践中，并在实践中不断验证、总结、修正和提升这些理念和概念，更好地为促进人类健康服务。随着认知科学和认知心理学的发展，人们逐渐认识到思维（活动）就像大脑中处理信息的引擎一样，是产生理念和概念的中枢，是嫁接理念、概念和实践的桥梁。21 世纪，把预防为主、生态健康、精准医疗和精准健康管理等先进的健康相关理念和概念等，运用到健康促进实践中，并在实践中加以总结和进一步提升，使这些先进的理念和概念成为人们日常生活思维方式的重要组成部分，从而快速促进人类健康是当务之急。人类能否正确认识自然、认识社会、认识自身、改造自然、改造社会、改造自身，以及能否正确认识健康、改善促进健康，本质上都与是否有科学健康的思维方式有关。只有养成系统科学的健康思维，才能从本质上认清健康，事半功倍地快速促进健康事业的发展。

（二）"三种关系""基因为本"和"信息为本"

人类在认识健康的过程中，产生了很多理念、概念和知识，我们要透过这些理念、概念和知识，简洁而直接地认清健康，以及其与其相关影响因素相互作用的本质。人出生以后就面临着三种关系：人与自然、人与社会、人与自己之间的关系（以下简称"三种关系"）。宏观上来讲，处理好这三种关系，人类个体和社会就会相对和谐健康地生存和发展；相反，处理不好这三种关系，人类社会就会面临严重的生存、发展及健康问题。把"三种关系"视为健康的第一原理是有科学依据的。现代的先进健康理念认为：一切的健康或健康相关表型都是遗传因素、环境因素、生活习惯因素共同作用的，同时也强调心理因素和社会因素的作用。处理好人与自然界的关系，就能有效地改善和促进人类生存的自然环境；处理好人与社会以及与自己间的关系，就能有效地改善和促进人类生存的内外环境，这种关系往往以文化的形式影响我们的日常生活，如饮食、运动等生活习惯和人的心理活动等，从而影响人类的健康，并且这种影响可能会通过遗传一代代传递。

20 世纪 60 年代以后，美国哈佛大学教授爱德华·奥斯本·威尔逊通过对生物进化论及人类社会文化的探讨提出了一门新的科学——社会生物学，这一科学认为人类社会与文化的形成都以基因为生物物质基础，受到其影响制约，但又受到人类行为及其他外界因素的共同引导，而文化在基因的留存上起到了选择作用，筛选适应文化发展的基因进行保留，文化与基因的进化相互交织，即"基因－文化协同进化"理论[5]。在阐述这一理论时，威尔逊曾说："基因和文化由一条可以伸缩而又不可断掉的纽带所联结。来自外部的发明、新思想和新人工产品的引入推动文化的快速向前，它在一定程度上受到基因的引导与制约。与此同时，文化发展的压力也影响着基因的生存，最终改变着遗传纽带的强度和扭力。"[6]在这段话的基础上人们又提出了新的假设，人类由于生活的文化环境不同，其精神发育会沿着更易于适应其所处文化环境的途径进行，而更加适应所处文化环境的人会具备更好的生存能力，从而具有更强的竞争力，繁衍更多后代，这种现象是一种以文化为进化选择压力的自然选择规则，通过这种规则对人类行为及心灵进行选择，最终在群体层面上表现为基因的选择和变化[6-8]。

从人类的发展角度来看，这一假设具有科学性，因为人类的生存无时无刻不受到文化的影响，文化的发展使得人类在繁衍过程中虽然形貌上并未出现太大变化，但思维与认知却随时间不断变化，这使得人类后代在幼时大脑发育与心理机制的成熟与时俱进，这些非遗传物质的信息的流传逐渐形成人类的文化系统，以此影响人类心理并指导人类的行为，进而推动人类意识形态发展，最终表现为科学技术系统的发展。运用科学技术可以使人类改变自然，从而更好地生存，因此具备更多科学技术的人在人群中具有更强的竞争能力，并具有更多的机会将自身基因传递下去。通过这种方式，文化改变了基因的自然选择方向，使基因的选择朝向有利于人类科学技术发展的方向前进[5-7]。虽然目前并没有直接证据表明人的个人行为、社会行为与基因型之间存在直接的关联，但是从表观遗传学等基因表达层面上有证据表明，文化可以通过影响人的行为及观念间接影响基因表达情况。

（1）人类行为对基因表达的影响。人类在日常生活表现为各种行为,而行为通过机体的运动以及身体对外界信号的感知,会对人体产生各种生理学信号,这些生理学信号代表了外界环境和人体内部对机体条件的要求,在人体内指导身体代谢,其中很重要的方式是指导基因的表达。运动是人类进行工作、学习、娱乐等具体实践时的方式,指通过肌肉伸缩带动骨骼产生机体的动作,在这个过程中,肌肉伸缩发力消耗能量带动体内新陈代谢,导致体内各类物质的变化,这些变化会转变为各种生理信号,其中有些会通过信号通路进入细胞核,调节基因表达,或影响具有调控作用的酶,从而影响基因的表达通路。已有研究证实了这一观点。

黄碧燕等对 6 例正常老年人进行有氧运动的前后数据进行比对发现,经过运动后,在受试者骨骼肌中有 20 个基因存在显著表达差异,其中 SLC16A1、ACO2、GHITM 三个基因表达上调,这三个基因参与三羧酸循环中的关键调控酶表达,表示运动后机体对糖的利用率升高[9];HES1、PRO1843 等 14 个表达下调的基因与核糖体蛋白、肌动蛋白、钙调蛋白等相关;LMOD1、CLU1、CLU2 三个表达下调基因与抑制免疫因子、载脂蛋白等相关。柯杰冰等利用了同样的方法[10]对 6 例老年慢性阻塞性肺病患者骨骼肌样本进行分析,发现有氧运动前后 PDCD5、PRL28、PRS19 等 10 个基因表达下调,UGP 等 45 个基因表达上调。表达下调的基因主要和细胞程序性死亡与核糖体蛋白相关,在生理上表现为抑制炎症反应与延长正常细胞生命;表达上调的基因多与糖代谢相关酶或炎症抑制有关。值得注意的是 PIK3R1 表达上调可以抑制 TNF - α 表达,进而抑制 NF - κB 信号通路,降低炎症反应。此外,他还发现肥胖个体经过有氧运动,可使 PDHA1、LDHB、GOT1 基因表达上调;高胰岛素血症患者在有氧运动后,AMPK 三种亚型表达上调并趋近正常;在全年龄段人群中有氧运动,可使 GULT4、t - PA、CTAP Ⅲ 等基因表达上调,这些基因的表达上调都表明有氧运动可以预防肥胖、糖尿病、代谢综合征等慢性疾病。此外,还有相关报道指出在小鼠模型中证明运动对神经系统相关基因表达存在影响。顾博雅等[11]发现 APP/PS1 小鼠神经皮层突触后致密物 PSD - 95 在经过 8 周中等强度运动后含量明显上升,表明运动促进突触形态可塑性,同时突触后膜 AMPA 受体 GluR1 亚基 C 端的 Ser831 和 Ser845 位点磷酸化水平上升,证明运动增加了突触后膜 AMPA 受体活性。樊申元等[12]发现正常小鼠及帕金森模型小鼠经过跑台运动后，中脑 PINK、PARK2 mRNA 及 PINK1 蛋白表达上调，调整线粒体自嗜异常并缓解帕金森病发生发展。饮食是人类生活中最为重要的部分，不但为人类进行其他生命活动提供能量来源，还为人类提供各类与生命活动相关调控物质（如各种酶）的物质基础，这些物质会通过改变基因的修饰或转录翻译水平，对基因的表达进行调控，有大量证据表明饮食可以改变基因的表观遗传学修饰。酒是人类饮食中的组成部分，有大量研究表明，饮酒与身体健康有关。有研究表明，酒精依赖者肝脏和结肠黏膜 DNA 总体甲基化水平低于正常人，但有研究报道饮酒之后外周血细胞甲基转移酶的活性降低，出现总体基因超甲基化[13]。Park 等[14]发现乙醇处理可以同时升高乙醇脱氢酶 1（ADH1）编码基因启动子区与编码区的组蛋白 H3 - Lys9 乙酰化水平，ADH1 mRNA 表达水平升高，且组蛋白 H3 - Lys9 与核染色质 DNA 区域的 ADH 1 关联，表明酒精诱导组蛋白 H3 的乙酰化与转录相关特殊基因存在密切关系，这一现象被证实受到活性氧族促进，同时乙醇被发现影响 H3 Lys9 和 Lys4 甲基化，这两个位点上的甲基化程度呈负相关，这一现象应与乙酰化及染色体状态调控相伴随[15]。除酒精外，许多微量元素的摄入也被证实与基因的表达情况相关。维生素 B_{12} 与叶酸是体内 S - 腺苷甲硫氨酸（SAM）合成的重要调控因子，SAM 又与 DNA 甲基化密切相关，因此缺乏维生素 B_{12} 与叶酸会引起体内 DNA 甲基化水平异常。Pufulete 等[16]发现大肠腺瘤患者补充叶酸可以显著提高淋巴细胞和结肠黏膜 DNA 甲基化水平。Rampersaud 等[17]发现年老妇女饮食中缺乏叶酸导致淋巴细胞基因组 DNA 甲基化显著降低。McKay 等[18]发现孕妇体内维生素 B_{12} 浓度与胎儿 DNA 总体甲基化水平呈负相关，同时胎儿体内维生素 B_{12} 水平又与胰岛素样生长因子结合蛋白 IGFBP3 水平呈负相关。还有报道证明食物中砷含量较高会导致重要抑癌基因 p16 和 p53 启动子区高甲基化[19]。此外，MacNeil 等[20]发现线虫的基因表达受到其食物来源的显著影响，不同食物来源导致基因表达程序中超过 80 种变化，其中部分基因的同源基因也调控人的昼夜节律，他们推测在特定情况下摄入适量的特定食物可以达到最理想的生理效果，即使偶尔摄入少量垃圾食物也会对基因表达产生影响。

（2）人类观念对基因表达的影响。人的观念是人类进行日常行为活动的指南。对于社会整体而言，观念受到长期以来其民族所形成的文化背景的影响，形成民族内部比较接近的世界观及价值观，如西方各国文化多源自古希腊文化、古罗马文化和日耳曼文化，多具有理性主义、个人主义和激进主义色彩，而中国文化则源自儒家文化、道家文化及佛教文化等，讲究天人合一，追求和谐、群体主义及道德。对于个人而言，在较为接近的世界观及价值观基础上，在幼年时的成长环境、从先人传承而来的评价体系、自身受到的特殊教育、个人经历和对未来的期望等因素的共同影响下形成个人的人生观。无论是民族的观念还是个人的观念，都是与时俱进的[5,7]。作为一种意识形态，观念并不直接参与基因的表达调控，而是通过影响和指导人类行为来间接实现调控的目的。下面通过饮食观念、优生优育观念，进行简要介绍。随着生活水平及消费观念的变化，人类的饮食观念也在发生变化，越来越多的人追求感官的享受，在饮食上摄入大量肉类和酒类，偏好细粮，鲜少摄入粗粮，使得饮食结构偏向高脂高热饮食，导致体内热量过剩，引发肥胖，进而引发糖尿病、高血压、动脉粥样硬化、代谢综合征等代谢疾病。上一部分曾提到酒精对基因表达具有影响，嗜酒的饮食习惯会造成基因组甲基化水平异常。Melnik 等[21]发现西式饮食会使 insulin/IGF – 1 信号通路分子高表达，进而引发各种代谢疾病。通过小鼠试验验证母亲摄入高脂饮食不但会影响 F1 子代，还会影响 F2 表型及部分基因的甲基化水平[22]。由此可见，高脂饮食如果得到控制，其对基因表达的影响是可以恢复的，但如果没有得到控制，其影响将延续到子孙后代。由饮食观念对基因的影响会延续到后代这一现象可推测优生优育观念对基因表达同样存在影响，如之前提到的父母肥胖会导致后代的肥胖及影响部分基因的甲基化水平，就提示父母控制饮食中的能量摄入可以减少后代出现肥胖的概率。Li 等[23]发现外源食物中的 miRNAs 可以通过母亲的胎盘进入胎儿体内，对胎儿的生长发育进行调控，母亲的饮食与健康状况与胎儿的生长发育有直接关系。已有研究证实，妇女在妊娠前后每天服用单纯叶酸 400 微克可以有效预防胎儿神经管畸形，表明服用叶酸对神经管发育过程中相关基因的正常表达有保护作用。由此可见，优生观念可以通过调整父母行为对后代的基因表达情况产生积极影响。同样，生命早期的环境刺激也会对基因修饰产生影响，从而影响基因表达。有多项研究发现，儿童期有过受虐经历的个体中存在多种基因的甲基化差异，这些基因多与中枢神经系统发育相关，其中就包括 5 – 羟色胺转运体 SLC6A4、海马区的糖皮质激素受体 GR，这些证据证明儿童时期受虐、被疏忽等不良经历与对成年后患抑郁症及出现自杀行为呈正相关。

以上论述都表明文化作为外界环境压力，对人类的生理心理行为进行引导，间接地调节人类个体及后代的基因表达水平，从而影响个体健康水平，最终在整体上表现出不同文化背景的群体差异。根据这一理论可假设：科学的文化建设可以引导公民的意识形态向积极健康的一面发展，在潜移默化中改变公民的行为，使群体基因的表达更加适应外界环境，降低环境风险因素对身体的影响，从而提高公民健康水平。这一假设与我国社会主义文化建设和精神文明建设的指导思想是一致的，要做到科学严谨，还需要大量的科学证据来作为指导基础，引导文化的发展方向，以科学带动文化，以文化引导行为，以行为影响基因，保障民族健康。

综上所述，以文化为基础和纽带的"三种关系"思维在宏观上比较适合健康的第一原理思维。可以设想：如果我们把三种关系这种简单的思维方式深深烙在脑子里，并放在大脑的内存里，使它时刻影响所积累的知识等的应用走向，应该能够多少避免由于人为因素所造成的健康危害，最大限度地避免人类发展中所造成的环境污染、社会矛盾突出、心理压力过大等健康问题的出现，预防疾病的发生。美国心理大师马斯洛在研究了许多历史上伟人共同的人格特质之后，更加详细地描绘了这些能够达到智慧境界人群的 16 种共同特征：他们的判断力超群；他们能够接纳自己、接纳别人，也能接纳所处的环境；他们单纯、自然而无伪，他们对名利没有强烈的需求，因而不会戴上面具，企图讨好别人；他们对人生怀有使命感，因而常把精力用来解决与众人有关的问题；他们享受独居的喜悦，也能享受群居的快乐；他们不依靠别人满足自己安全感的需要，喜乐有余，常常愿意与人分享自己；他们懂得欣赏简单的事物；他们当中有很多人曾经历过"天人合一"的宗教经验；虽然看到人类有很多丑陋的劣根性，他们却仍满怀悲天悯人之心、民胞物与之爱，能从丑陋之中看到别人善良可爱的一面；他们比较民主，懂得尊重不同阶层、不同种族、不同背景的人，以平等和爱心相待；他们有智慧明辨是非，不会像一般人用绝对二分法分类判断；他们说话含有哲理，诙而不谑的幽默；他们心思单纯，像天真的小孩，极具创造性；他们的心态开明，在必要时能超越文化与传统的束缚等。马斯洛不愧为伟大的心理学家，总结得非常准确。从现今认知科学、信息处理以及思维层面上看，上述这些特征无不体现着第一原理思维、三种关系思维和简约而有效的大脑信息处理能力等。可以这么理解：上述良好的特征习惯使他们拥有了一个好的思维方式，这些好的思维方式又反过来指导他们进行卓有成效的社会实践，并最终获得好的结果并被人们和社会认可。可以这样说："三种关系"思维是从现代健康医学（生态医学）和整体医学中，本着健康第一原理思维的逻辑，高度凝练和升华的一种简单、宏观的思维方式。

随着人类健康事业的发展，特别是 21 世纪初人类基因组计划的完成，人类从微观上似乎已经探触到人体健康的本质及相关分子机制。基因组及后基因组时代的研究结果揭示：人类健康的秘密，还是得从解读最原始的生命的密码——基因开始。随着基因组学以及基因组医学的快速发展，人们现在逐渐认识到：几乎一切健康或疾病（主要指遗传相关疾病）相关的表型，其根本就是各种因素引起基因功能或基因表达的改变，从而引起各种不同表型的出现。基因功能或基因表达是影响健康的根本。把这种"基因为本"思维视为健康的第一原理也是有科学和认识依据的：①人们现在已经认识到：人体是由细胞、组织、器官、系统等各个层级组成的，能完成各项生命活动和精确自我调节的有机体，如此精妙复杂的生命其实早在其起源于仅有数十微米的受精卵时已完成程序编码。程序的"源代码"精简地由 A、T、C、G 所代表的四种脱氧核苷酸线性排列而成基因，以其优美的双螺旋结构显示了生命的动态之美。每一个基因都是相对独立的遗传物质单位，全部基因（基因组）共同组成了生命的基本语言。这套语言对应不同层次的生物分子要经过转换：从 DNA 到 RNA 称为"转录"，从 RNA 再到蛋白质称为"翻译"。一般来说，遗传信息只有经过这两步转换才能最终完成生命活动。储存在 DNA 中相对静态的遗传信息有赖于合成具体的蛋白质来执行生命的过程。这就是经典"中心法则"的核心思想。当然，该法则还包括 DNA 的自我复制和在某些情况下 RNA 向 DNA 的反转录等过程。中心法则阐释了遗传信息流动的基本方向和规律，体现了遗传基因在生命活动中的决定性作用。DNA、RNA 和蛋白质等生物大分子，在基因表达的多个层次上时刻进行着"对话"和"协作"，以团队的形式完成生命的历程。当然，中心法则并非刻板的教条。从 DNA、RNA 到蛋白质上所携带的遗传信息不是一成不变的，它随时受到外界环境因子的作用与调节，进行"遗传语言"与"环境语言"的对话，从而对生命活动产生各种各样的作用。②疾病相关基因功能或基因表达水平的异常改变可以通过以下几种途径引起：由先天的缺陷致病基因通过遗传而获得。环境因素作用于 DNA 上某些易感性基因，尤其是当一些不利于健康的因素长期综合作用于人体，破坏了基因与环境间的动态平衡所造成的新的基因损伤。例如，研究表明，从事焦炉、铝业制造等环芳烃（PAHs）高暴露的人群，GSTM1 缺失基因型明显比非缺失基因型更可能造成外周血淋巴细胞 DNA 损伤，提示 GSTM1 与 DNA 损伤的相关性及与危险因素 PAHs 暴露程度的相关性。另一种是不涉及细胞核 DNA 改变而基因功能发生改变，即表观遗传学的改变，这些改变包括 DNA 的修饰（如甲基化）、RNA 干扰、蛋白的翻译后修饰、印记基因等。此外是环境因子通过神经系统和内分泌系统的信号转导途径，改变基因的表达。③上述"基因为本"思维以及遗传信息不是一成不变的，它随时受到外界环境因子的作用与调节等，这些新的认识也为深入研究环境基因组学和进行基因组导向下健康管理实践打下坚实基础。人类可以通过改变环境因素影响基因的表达水平，从而促进人类健康。这里我们说的环境因素是指能够较为直接地和人类基因发生作用的环境因素，它主要是指自然环境，也包括一部分社会环境因素，如食物、药物、饮用水、大气、心理状况及日常生活和工作中所能接触到的各种环境因子。上述基因功能和表达异常改变是受多种机制影响的，而对于不同的人来说，它们之间是有差异的，从这个角度来说，"基因为本"思维是开展现代个体化医疗（健康管理）和精准医疗（健康管理）的基础。

环境基因组学的研究和实践主要表现在以下几个方面：①以整个基因组为研究对象，筛选能与环境相互作用进而影响健康的基因。1998年，美国国立环境卫生科学研究所（National Institute of Enviromental

Health Sciences，NIEHS）正式启动环境基因组计划（Environmental Genome Project，EGP），其主要目的是通过研究重要环境应答基因的多态性，来确定导致环境暴露致病危险性差异的遗传因素（遗传个体差异），建立基因多态性的中心数据库，同时开展环境—基因相互作用的人群流行病学研究。该项目的实施有助于发现对某类环境因素敏感度较高的人群，并针对性地实施干预。2001年，NIEHS又启动了毒理基因组计划，与环境基因组计划类似，该计划将毒理学、基因组学和单核苷酸多态性等遗传标记相结合，旨在发现毒素生物标志物，揭示环境毒素对整个基因组产生的影响（即环境因素的致病机理）。②食物对于健康的重要性使得近年来营养基因组学的研究方兴未艾。营养基因组学是指利用结构基因组学提供的信息，采用高通量的功能基因组学（包括转录组学、蛋白质组学和代谢组学）技术研究膳食营养与基因的交互作用，建立基于基因组的营养干预方法和保健措施，促进人类健康。③此外，心理因素与基因的作用也越来越受到重视。比如行为遗传学上有名的MAOA基因的变异，以往被认为会引起人的粗暴行为，可是后来研究发现变异的MAOA基因却并没有引起粗暴行为。分析认为，很可能是因为作用于该基因的环境因子的缺失所致，这里的环境因子指童年时被人虐待。后续实验证明，在童年受过虐待的携带该变异基因的人当中，有86%会在26岁之后产生不良社会行为。人类其他高级精神活动——情感、认知，乃至气质和人格，某种程度上都可以在分子遗传学中找到其存在的基础。比如，五羟色胺转运体基因（5-HTT）编码的蛋白质主要负责将抑制性神经递质——五羟色胺运回细胞，从而达到再循环利用和降低代谢率的目的。该基因启动子区域有L和S两种基因型（多态性），S型比L型的转录效率低；在受到情绪刺激时，携带S基因型的个体比携带L基因型的个体杏仁核反应程度高，从而导致前额叶皮层难以调节杏仁核对负性刺激的反应。这种机制能够解释特质焦虑30%的差异。④人类生活在一个到处都有微生物存在的世界里，而人体微生物种类繁多，数量巨大，它们的组成和活动与人类的生长发育、健康和疾病息息相关，例如人类的腹泻、肠胃溃疡等，常常与寄生在胃里的微生物的致病作用有关。要想了解生命的起源、本质、进化和相互作用及影响，就必须对彼此密切相关的生物进行各个基因组学及其相互关系的研究。新近兴起的人类宏基因组计划（Human Metagenome Project）的目标，是测定人体内共生菌群的基因组序列信息，研究与人体发育和健康有关的基因功能。而随着人类基因组计划的实施而诞生的人类宏基因组学（Human Metagenomics），现也已成为后基因组时代一门重要的生命科学学科。

总之，"基因为本"思维在微观方面比较适用于健康的第一原理思维。它可以指导我们认清健康的本质和影响健康的分子机制，开展个性化、精准化的预防为主的医疗和健康管理实践。可以这样说："基因为本"思维是从现代基因组医学和基因组导向下的健康管理实践中，本着健康第一原理思维的逻辑，高度凝练和升华的一种简单、微观的思维方式。

人类在长期认识生命现象本质的过程中，逐渐认识到生命的本质是信息的。"信息为本"是指生命的本质是信息的。生命区别于非生命的根本特点可以看作是自发储存并加工生物信息的复杂系统，在这系统中DNA是信息储存的载体（模板）；蛋白质进行信息加工（催化）；RNA具有双重功能。此外，构成生命体的各个层次（分子、细胞、组织、个体、群体、宏观生态系统等）也离不开各种信息（如遗传基因、神经信号、激素、环境因素刺激等）的交换和传递。从这个意义上讲，人类疾病的产生可以理解为在遗传因素、环境因素等共同作用下涉及某种生理过程（功能）的信息流动和代谢发生异常，因而也可以称作"信息病"。"信息为本"思维既可以帮助我们认清生命的本质，又可以为提高我们的健康管理水平提供新的理论和方法学指导（详见生物信息化思维）。

（三）健康信息管理

人类在长期健康认识和实践中逐渐总结和提炼出了"健康管理"这一先进理念。健康管理指的是：按照现代健康理念和医学模式要求，结合先进的医学科学技术和经验，以及运用现代管理科学的理论和方法，有目的、有计划、有组织的管理手段，调动全社会各个组织和每个成员的积极性，通过对群体和个体的整体健康状况、健康素质、身心状态、健康危险因素进行全面检测、监测、分析、评估、预测、预警和跟踪干预管理，以达到维护、改善、促进群体和个体健康，提高生活生命质量，延长健康寿命之目的。健康管理不仅是一种先进的理念，更是一种健康促进实践的科学、有效的方法和手段。虽然健康管理涉及监测、评估、干预等多个方面，但本着"第一原理"思维逻辑，其中健康信息管理至关重要，也是健康管理的"第一原理"。这主要是因为：①健康管理所涉及的所有内容都是以健康信息为基础的，如果没有健康相关信息为基础，健康管理就无从谈起。健康管理所涉及的内容很多，很多内容相辅相成、互有重叠，但从有利于事业和相关产业发展的角度看，从整体层面上主要包括检测、分析和评估、健康干预等。这些内容都是以健康信息为基础的：没有健康相关信息，就不知道检测什么，检测也为"无米之炊"；检测结果的分析和评估也都必须以检测出的个体相关健康信息为基础，只有在此基础上才能进行有效的评估；干预也是在检测出的个体相关健康信息以及收集的健康干预相关信息的基础上进行的。②从方法论和科学的角度，要想管理好健康信息，必须学习并利用好健康信息学这门学科和方法。组学时代会产生大量的关于健康的原始数据，目前我们可以实现对这些数据的录入、查询、统计等较低层次的功能。但堆积如山的数据中包含着许多待提取的有用知识，我们无法发现数据中存在的关系和规则。而健康信息学相关的数据挖掘技术是解决上述问题强有力的工具。数据挖掘就是从大量不完全的、有噪声的、模糊的或随机的数据中，提取潜在的、人们事先不知道但又是有用的信息和知识。数据挖掘是一种从大型原始数据库或数据仓库中提取隐藏的预测性信息的新技术，它能开采出潜在的知识，找出最有价值的信息，指导商业行为或辅助科学研究。只有通过健康信息学的计算处理，人们才能从众多分散的健康信息学观测数据中获得对疾病发生或影响健康发生机制的系统理解。在健康管理实践中，健康管理师只有管理好健康相关信息（包括群体和个体的），才能真正开展科学、有效、精准的健康管理工作。可以说：健康信息管理是信息化时代本着第一原理思维的逻辑，从实践的角度凝练出的一种简单的健康第一原理。

第二节 辩证思维

人们在中学或大学都学习过政治学或哲学，其中就包括唯物辩证法，似乎对辩证法都有或多或少的了解，但大都停留在理念、概念和知识层面，真正在实践中活学活用者就寥寥无几了。在健康管理实践中，辩证思维非常重要，它可以指导我们对健康有更系统、更全面的认识，使我们避免或少犯错误。然而实践中人们经常会犯由于缺少辩证思维所引起的错误，说明我们有必要重温和学习辩证思维方法，并在实际工作和生活中多实践、应用，以便提高我们的健康管理水平。辩证思维是指以变化发展视角认识事物的思维方式，通常被认为是与逻辑思维相对立的一种思维方式。在逻辑思维中，事物一般是"非此即彼""非真即假"，而在辩证思维中，事物可以在同一时间里"亦此亦彼""亦真亦假"而无碍思维活动的正常进行。辩证思维模式要求观察问题和分析问题时，以动态发展的眼光看问题。辩证思维是唯物辩证法在思维中的应用，也是客观辩证法在思维中的反映，联系、发展、全面的观点是辩证思维的基本观点，联系就是运用普遍联系的观点来考察思维对象的一种观点方法，是从空间上来考虑思维对象的横向联系的一种观点；发展就是运用辩证思维的发展观来考察思维对象的一种观点方法，是从时间上来考察思维对象的过去、现在和将来的纵向发展过程的一种观点方式；全面就是运用全面的观点去思考思维对象的一种观点方法，即从时空整体上全面地考察思维对象的横向联系和纵向发展过程。换言之，就是对思维对象进行多方面、多角度、多侧面、多方位的考察的一种观点方法。对立统一规律、质量互变规律和否定之否定规律是唯物辩证法的基本规律，也是辩证思维的基本规律。

辩证思维的基本方法除归纳与演绎、分析与综合、抽象与具体外，还包括逻辑与历史的统一。由抽象上升到具体的逻辑思维的过程同客观事物的历史过程和认识的历史过程之间应当是符合的，也就是逻辑和历史的统一。逻辑指的是理性思维或抽象思维，它以理论的形态反映客观事物的规律性。历史包括两层意思：一是指客观现实的历史发展过程；二是指人类认识的历史发展过程。真正科学的认识是现实历史发展的反映，要求思维的逻辑与历史的进程相一致。历史是逻辑的基础和内容，逻辑是历史在理论上的再现，是"修正过"的历史。逻辑和历史的一致是辩证思维的一个根本原则。

在实际运用中要有意设置或强化对立面，加强分析和比较，善于在对立的两极中找到它们的统一性，并利用统一性去创造性地解决复杂的问题，这就是创新。辩证思维在创新中发挥着非常重要的作用，主要表现在：①统率作用。辩证思维是高级思维活动。它根据唯物辩证法来认识客观事物，能够反映事物的本来面目，揭露事物内部的深层次矛盾。它从哲学的高度为我们提供世界观和方法论，所以，它在更高层次上对其他思维方式有指导和统率作用。②突破作用。在活动中经常遇到困难，不是发现不了主要问题，就是因提供不出解决问题的有效方案而导致"僵局"，往往在此时，辩证思维就成了我们打破僵局的有力武器。③提升作用。人类对事物的认识总有一个由浅入深，由感性认识到理性认识的过程，上升为理论，这就需要辩证思维帮助我们全面总结思维成果，提升成果的认识价值。

第三节　创新思维

自从有了人类，人类面临的永恒主题就是生存和发展，人类社会的主要任务就是认识和改造自然界、社会和人类自己，最终实现人类健康地生存和发展。而要完成上述任务，就需要人类不断地创新，可以说创新思维和实践贯穿着人类发展的全过程，是人类发展的必然需求，也是人类发展过程中大脑发育与心理机制不断成熟的必然结果，是人类发展过程中所建立起的科学技术体系的"灵魂"。现今社会是一个不断发展的社会，每一天都在不断地创新，不断地进步。我们每个人都知道这个社会需要一些新的东西来推动其发展，同时要想取得成功也就一定要有足够的创新思维。如果一味地模仿前人，只能落后于人，很难取得进步和突破。

习近平总书记对创新思维也有过重要论述，像心灯一样指引我们在创新路上勇往直前。他说道："纵观世界发展史，人类的一切文明成果，都是创新思维的胜利果实，都是创新智慧的结晶。大到一个国家、一个民族、一个政党，小到一个团队甚至一个人，大创新大成就，小创新小成就，不创新没成就。要进一步提高对创新和创新思维的认识，增强创新的紧迫感，立足自身岗位鼓励创新、支持创新、参与创新。"

既然创新和创新思维这么重要，那么什么是创新和创新思维呢？其实创新一词非常古老。在英文中，创新（Innovation）起源于拉丁语，原意有三层含义，即更新、创造新的东西和改变等。创新思维是指以新颖独创的方法解决问题的思维过程，运用这种思维能突破常规思维的界限，以超常规甚至反常规的方法、视角去思考问题，提出与众不同的解决方案，从而产生新颖的、独到的、有社会意义的思维成果。创新思维的本质在于将创新意识的感性愿望提升到理性的探索上，实现创新活动由感性认识到理性思考的飞跃。创新性思维具有思维的能动性、变通性、独特性和敏感性等特性。创新性思维主要包括差异性创新思维、探索性创新思维、优化式创新思维和否定式创新思维等基本类型[24]。

健康领域也是一样，有了足够的创新思维才能不断深刻认识健康的本质，认识健康的影响因素，认识健康相关信息等，并在此基础上有效管理好相关信息，快速促进健康事业的快速发展。所以我们要在生活中培养良好的创新思维，只有这样，我们才能引领时代的发展、进步和健康。

上述三种思维方式（第一原理思维、辩证思维和创新思维），在相对宏观指导层面上帮助我们认识和促进健康。随着生命科学和健康科学的快速发展，近半个世纪以来，人们对健康又有了很多新的理解和认识，虽然这些新的理解和认识对我们全面、深入地理解和认识健康很有现实和指导意义，但因为是新生事物，还没有被人们牢记和熟练掌握，还没有在长期的健康管理和促进实践中得到充分有效的实践和验证，所以，现阶段有必要梳理一下现今最新的健康相关的理念、概念和思维方式，尤其是思维方式，以便更加有效地指导并促进人类健康事业的发展。我觉得这些最新的思维方式主要包括：基因组思维和生物信息化思维、信息管理思维、快乐思维和幸福思维等。下面围绕这些思维方式进行详细的讨论。

第四节　基因组思维

提出基因组思维和下述的生物信息化思维是有一定背景和动机的。

我长期从事学习和教育工作的实践，提出基因组思维和生物信息化思维的重要性。30 多年前，在 5 年的医学本科学习过程中，我记得共学习了 46 门课，通过自己的努力几乎每门课程都取得了优异的成绩，但是毕业后随着时间的推移，大学中所学的知识大部分都忘记了。12 年前，我有幸成为一名大学老师，针对研究生开设了"基因组学"和"生物信息学"两门课程，尽管为了提高教学质量采取了很多方法和手段，如视频教学、课堂讨论、学生主动参与讲课等，但教学效果还是没有达到自己满意的水平，存在很多问题：一小部分学生一直对课程产生不了兴趣，上课讲话或精力不集中；一些学生虽然认真听了相关的课程并详细做了笔记，但在日后调查和随访中也不同程度出现了我在大学学习中存在的问题，学的知识忘记的较多，且很难联系起来。近些年在健康管理实践和相关教学过程中也存在上述现象和问题，我做了多方面的努力以提高教学和培训质量，但都相对地收效甚微。所以，作为一名教育工作者，有义务坚持第一原理思考一下：提高教学质量的第一原理是什么？最后，通过自学认知心理学，我得到了答案：人们在学习过程中，采取什么样的态度去学、学习的认真程度如何、学习的效果如何等都与大脑中长期养成的信息处理器——也就是上述的"引擎"即思维方式有关，只有站在思维的高度，通过培训不断改善和养成一种好的科学的思维方式，才能使这个信息处理器的工作效率得到本质的提高，从本质上解决教学质量问题。

在总结科技变革和思维发展的过程中，我认识到基因组思维和生物信息化思维的重要性。人类的科学发展大致经历了四次浪潮：第一次浪潮以开普勒、牛顿等为代表，以物理学大发现为主，带动了天象观测、航空、航天技术等的发展，培养了人们宏观思维等思维方式；第二次浪潮是以门捷列夫等为代表的，以元素及大量化合物的发现为主，促进了现代化学、化工业的发展，主要培养了人们微观思维等思维方式；第三次浪潮是以普朗克、爱因斯坦、波尔、薛定谔等为代表的，以量子论、量子力学为主，促进了信息技术的快速发展，培养了人们信息化思维、信息管理思维等思维方式；那么第四次浪潮是什么？有人认为——以基因组学为基础的现代生物学必将站在潮头浪尖，大有可为，而生物信息学无疑是关注的焦点。既然基因组学和生物信息学可能引领人类第四次科学浪潮，那么为了快速促进基因组学和生物信息学的发展，坚持第一原理思维逻辑，我们有必要创新性地提出基因组思维和生物信息化思维，以便快速促进相关科学的发展，并提高相关实践效果，取得更大、更快的进步。

在人类长期认识生命现象本质的过程中，思维活动起着重要的作用。在思维活动的基础上逐渐认识到生命的本质是基因的：基因支持着生命的基本构造和性能，储存着生命过程的全部信息。在生物学中，从格里菲斯和艾弗里证明基因的本质是 DNA、基因是 DNA 分子的功能单位、沃森和克里克构建 DNA 双螺旋模型开始，到后来基因组、基因组学、蛋白质组学及基因组学衍生来的营养基因组学等，在这个基因研究发展历程中，创新性思维发挥着重要的作用。上升性思维指导生物学从研究个别基因向研究基因组方向发展；在基因组学中，从结构基因组学到比较基因组学，再到功能基因组学和生物信息学这一递进过程中，递进思维指导其层层递进发展；发散思维又在从基因组学发展到蛋白质组学、营养基因组学和糖组学等中起指导作用。创新性思维在基因组学的发展过程中发挥着如此重要的作用，已渐渐融入基因组学研究和应用中，进而会自然地衍生出一种更具创新性、更具新颖化的思维模式，即基因组学思维。科学系统的基因组学思维是做好基因组学研究的基础，此外，在某种意义上说，基因组学思维决定基因组的思想与理论，基因组学思想与理论指导基因组学创新发展，因此，基因组学思维是基因组学研究的基础与前提。那么什么是基因组思维呢？

　　思维的价值是在把抽象的先进理念、概念和知识付诸实践并在解决新问题的过程中体现的，因此，我们认为基因组思维指以基因组相关理念、概念和知识为基础，运用基因组相关的方法和手段，研究和认识生物体及生命现象，以期解决人类及各种生物体的自身问题。概括地讲，基因组思维是"第一原理"思维、辩证思维和创新思维等在生命科学研究和应用过程中的具体体现和应用，其核心内涵主要包括"基因为本"和组学思维。这在上述的"第一原理"思维中已做过详细阐述，现简单总结一下。

　　"基因为本"是指人和一切生物体的生命现象本质上起源于基因组，并遵循"中心法则"，基因组、转录组和蛋白质组等在基因表达的多个层次上时刻进行着"对话"和"协作"，以团队的形式完成生命的历程，中心法则阐释了遗传信息流动的基本方向和规律，体现了遗传基因在生命活动中的决定性作用。对于人类来说，几乎一切健康或疾病（主要指遗传相关疾病）相关的表型其根本就是各种因素（包括遗传和环境因素等）引起基因功能或基因表达的改变，从而引起各种不同表型的出现。基因功能或基因表达是影响健康的根本。

　　组学思维。自从发现生命的本质是基因以来，人们对基因进行不断的深入研究。随着科学技术的快速发展，人们对基因的研究也从个体上升到了整体水平，在基因组水平研究基因，组学的概念深入人心。基因组思维的基本方法除归纳与演绎、分析与综合、抽象与具体等基本形式外，还包括组学思维方式，这种组学思维体现了系统与零乱、全面与片面的辩证统一，它要求我们在从事生命科学研究和应用中，坚持以系统、全面的理念和方法来看待和解决问题。人们现在认识到：一切生命现象都是由遗传因素和环境因素共同作用的相对复杂的现象。以人类的复杂疾病为例，它们的发生发展主要受到个体遗传因素（内因）和环境因素（外因）的作用和影响，并且疾病的发生是多个基因（位点）变异和多种环境因素共同作用所引起的表型效应。然而在人类基因组计划实施前，人类习惯于独立地研究一个或几个基因与复杂性状或复杂疾病的关系，这种方法显然不符合复杂疾病的遗传规律，严重影响了疾病防治的科学性和有效性。而提高疾病干预效率则必须首先着眼于在全基因组内寻找所有与疾病相关的基因（位点），这就要求我们对于"人类基因组"这张地图有更为深入全面的认识。基于组学的方法学符合疾病发病的客观规律，弥补了以前研究中缺少系统、全面的客观不足。"组学"在生物学中已经无处不在，未来也将会在生物学中占据重要的地位。我们正在经历着一种所谓的"相位移动"式的技术进步，科学正在从"点"到"面"到"系统"的思维上认识"相位移动"，毫无疑问，组学技术是实现这种"相位移动"的最有效的科学工具，这种新的科学技术将会改变我们对生命的看法。"组学"将会把我们带入另一个时代，即"组学时代"[25]。随着基因组学研究的不断深入，"组学"理念不断普及和深入生命医学的各个领域，使我们能够从各个层面（包括基因组、表观基因组、转录组、蛋白质组、代谢组等）更加系统并准确地解读"生命的语言"；预示着人类将逐步揭开遗传与变异、衰老与凋亡、疾病与健康背后的神秘面纱，对于生命本质和运动的规律的认识将达到前所未有的高度。

基因组时代生命科学的研究方向主要包括从基因组、转录组、蛋白质组三个层面研究生命现象最基本的本质和作用规律（基因组到生物学，from Genome to Biology）；运用组学的知识来解决人类及各种生物体自身问题。基因组学研究的主要内容包括结构基因组、功能基因组、比较基因组和生物信息学[26]。各种生物的基因组 DNA 测序计划的完成，将结构生物学带入了结构基因组学时代。应用组学的思维，结构基因组学在生物体的整体水平上（如全基因组，全细胞或完整的生物体）对所有基因组结构进行确定，对所有基因组产物结构进行系统性的测定，它应用高通量的选择、表达、纯化以及结构测定和计算分析等手段，测定出全部蛋白质分子、蛋白质与蛋白质、蛋白质与核酸或多糖等物质的精细三维结构，以获得生物体全部蛋白质在分子水平的三维结构全息图，加速了生命科学各个领域的研究，同时生物信息学、基因工程、结构测定技术等的发展也为结构基因组学的研究提供了保证[27]。随着水稻基因组测序工作的完成以及人类基因组计划的顺利进行，基因组学的研究进入了后基因组时代（功能基因组时代）。目前功能基因组学研究的内容主要包括全长 cDNA 克隆与测序，DNA 芯片等基因转录图谱的获得，突变体库的构建，高通量的遗传转化鉴定系统并研究基因组表达的全部蛋白质及其相互作用[28]。针对功能基因组学研究的内容，其研究所需的新技术也应运而生，有微阵列分析、差异显示反转录 PCR 技术、基因表达序列分析、遗传足迹法、反义 RNA 和 RNAi、基因敲除和基因陷阱等[29]。同时，蛋白质组分析技术在基因组研究中的作用有利于我们对基因组进行更深入的了解，并能更细化地阐明基因的功能。生物信息学的应用在从结构基因组学到功能基因组学发展过程中发挥了重要作用，可以将结构基因组学提供的巨大 DNA 和蛋白质数据，充分利用数据库去破译密码、预测蛋白质空间结构及其功能[30]。为了系统化地了解基因之间的关系，功能基因组学逐步向系统生物学研究方向转变，从而研究各种层次中复杂的生物信息间的相互作用，包括基因组 DNA、mRNA、蛋白质和信号通路等，从而深入了解基因组与生物体功能的关系[31]。

在解决人类自身问题方面，后基因组学研究的主要内容之一就是基因组与健康（基因组到健康，from Genome to Health）。人类基因组与健康的研究就是从基因组、转录组、蛋白质组等组学层面研究疾病发生的分子机制以及它们与影响健康的各种因素及其之间相互作用的规律，以期阐明基因组与健康的关系，推动以预防为主的基因组导向下健康管理事业的发展，从而征服人类自身的疾病，提高健康水平及生命质量，创造经济价值，促进社会的发展（基因组到社会，from Genome to Society）。组学思维也促进了系统医学、整合医学以及各种组学（如环境基因组学、营养基因组学、药物基因组学等）的快速发展。围绕基于健康问题的基因组医学方才崭露头角，而其存在和发展将会给现代预防医学、临床医学和公共卫生体系带来一系列创新性、革命性飞跃。

虽然，组学思维强调用系统、全面的方法研究和解决问题，但它的最终目的还是透过复杂现象看到本质，化复杂于简单，简单有效地解决问题。基于组学的研究会产生大量呈指数增长的数据，因此，运用生物信息学的方法和手段，从海量研究数据中挖掘出有用的信息，并从繁杂、多样的信息中提炼出最有用、最重要的信息是组学思维的核心内容之一，即组学的核心问题是"降维"问题[32]。所谓"降维"就是一类优选方法，是把一个多因素问题转化成一个较少因素（降低问题的维数）问题，而且较容易进行合理安排，找到最优点或近似最优点，以期达到满意结果的方法，纵横对析法、从好点出发法、平行线法等都是降维法（降低问题的维数）问题。例如，SNP 基因型组合，就是将多个因子组成的高维结构降低到一维两水平[32]；我们在做一种生物分子作用于人体相关信号传导途径的研究时，会利用组学的方法和手段（如芯片技术、高通量测序技术等）分析生物分子对多个基因的影响及其间的交互作用，最终要确定最重要的"节点"基因，以明确简单而重要的分子上下游调控关系。此外，在基因组导向下健康管理实践中也要坚持"降维"的思路和原则：基因检测位点要优化；相关数据库建设要按目的和要求合理设计、做好数据再挖掘；遗传分析、遗传咨询及高风险疾病的基因导向下的健康管理要重点突出等，要想做好相关"降维"工作，就必须用好基因健康信息学这一有力工具，对信息进行有效加工、存储、分配、分析等。

当代前沿科技的革命离不开研究技术和方法学的长足进步，而以组学检测技术为核心的一系列分子检验（诊断）技术在临床上的转化和应用，为基因组医学逐步迈向成熟打下了基础。基因组学学科群以其通量高、效率高、成本低等突出优势正逐渐成为现代健康医学领域中的排头兵，彰显出强大的生命力，并在疾病早期预防和健康维护方面发挥着不可替代的作用。通过基因检测和遗传分析来评估健康状况和发病风险，正逐渐成为主流医学的重要内容。而基于此的医学临床研究将从基因组、转录组、蛋白质组、代谢组等水平上综合评估疾病，同时结合个体的生活环境和生活习惯并遵循循证医学理念，从而构建所谓 4P 医学模式，将更加有效地改善和促进人类健康。

总之，人类基因组计划的完成及后基因组时代的到来使我们既能从分子水平阐释每一个影响健康相关基因的作用机理，又可以以系统的观点来审视疾病发生的全过程及其物质、能量、信息代谢网络并在此基础上对疾病进行准确、全面、科学的早期预测和干预。可以说人类基因组计划的完成，开启了组学研究时代，医学发展正在经历以当代组学思维为基础，以基因组学等各种组学研究成果为依托，以疾病的早期预测和干预为主要方向，以全面维护和提升人群健康水平为终极目标的伟大转变。

第五节　生物信息化思维

人类在长期认识生命现象本质的过程中，逐渐认识到生命的本质是信息的。早在 20 世纪中叶，人们就认识到生命是能够进行繁殖、新陈代谢、生长发育、遗传变异的半开放系统，然而生命不是组成其的各种物质（水、蛋白、脂肪等）的简单组合，而是作为一个系统，高度有序整合的有机体，各种物质共同完成各种生命活动。那么不同物质相互交流的语言就是生物信息，这种语言实际上是指导生命活动的核心。在这个生命是信息的认识过程中，创新性思维发挥着重要的作用：从认识到生命是信息的，到后来随着基因组计划的深入，为了处理海量生物数据快速发展起来的生物信息学，从生物信息学到衍生出的健康信息学和基因健康信息学等，都贯穿了上升性、递进性和发散性等创新性思维活动的存在。在创新驱动指引下，进而会自然地衍生出一种更具创新性、更具新颖化的思维模式，即生物信息化思维。生物信息化思维是做好 21 世纪生命科学研究和转化应用的基础和有效手段。更宏观地讲，生物信息化思维可以帮助我们认识和改造自然界、社会和人类自身，并对人类一切实践活动具有指导意义。那么什么是生物信息化思维？

一般来讲，生物信息化思维指从信息角度出发，以生物信息化相关理念、概念和知识为基础，运用信息处理相关的方法和手段，研究和认识生物体及生命现象，以期解决人类及各种生物体自身问题。生物信息化思维是将生物信息数据通过信息加工系统，将其转变为新的思维结果去获取更深层次生物学知识和规律，以便科学、有效地解决人类及各种生物体自身问题的思维过程。概括地讲，生物信息化思维是"第一原理"思维、辩证思维和创新思维等在生命科学研究和应用过程中的具体体现和应用。

"信息为本"。这在上述的"第一原理"思维中已做过简明阐述。"信息为本"是指生命的本质是信息的：生命作为一个高度有序整合的半开放的有机体，各种物质共同完成各种生命活动，不同物质相互交流的语言就是生物信息，这种语言实际上是指导生命活动的核心。随着人类基因组计划的完成，人们得出了关于生命的两个创造性结论：生命是序列的（Life is of sequence）；生命是数据的（Life is digital）。生命是序列的是指生命的遗传物质 DNA 是由四种脱氧核苷酸按严格顺序有机组成的，这种有序的 DNA 序列奠定了复杂生物体有序活动的基础。也可以说 DNA 核酸序列是我们研究生物信息的起点和基本内容，也是连接生命科学与信息科学的桥梁。生命是数据的由很多科学家明确提出。这句话的意思是，生命传承的过程不是单纯的模仿和复制，而是由数据编码完成的，即生命的指令是数据的。生命的繁衍，始于遗传物质（核酸）的复制和变异，进而形成一定的表型（蛋白质），也就是说生命的信号通常是间接地由核酸传递给蛋白的，而并非简单复制，而在这个过程中，遗传信息既有保留，也有创新。越是高等生命，这个过程越复杂。总之，生命区别于非生命的根本特点可以看作是自发储存并加工生物信息的复杂系统，在这系统中 DNA 是信息储存的载体（模板）；蛋白质进行信息加工（催化）；RNA 具有双重功能。基因支持着生命的基本构造和性能，储存着生命过程的全部信息。现代的系统生物学认为：生命体是物质、能量和信息内部之间代谢和相互影响而形成的有机体。而构成生命体的各个层次（分子、细胞、组织、个体、群体、宏观生态系统等）也离不开各种信息（如遗传基因、神经信号、激素、环境因素刺激等）的交换和传递。从这个意义上来讲，人类疾病的产生可以理解为在遗传因素、环境因素等共同作用下涉及某种生理过程（功能）的信息流动和代谢发生异常，因而也可称作"信息病"。

更宏观地讲，生物信息化思维还包括以人为中心，贯穿人类认识自然、认识社会、认识自身和改造自然、改造社会、改造自身的全过程的生物信息处理过程。自然界是由生命物质和非生命物质组成的。从信息层面看，我们可以把自然界比喻成以人为中心的、由各种生命物质和非生命物质发出的信息组成的信息场，各种信息间相互作用、相互交换，并从客观上和宏观上来说遵循着能量守恒、物质守恒和信息守恒定律。各个具有生命的物种间无时无刻不在相互作用，遵循着变化中的生态守恒。从某种意义上讲，人作为自然界的主人，在感知、认知和改造自然界、社会和人的过程中，一直自然、不自然地影响着这个自然界信息场，至少在主观认知的形式上信息是时刻改变的。辩证地看，自然界信息场应遵循变化中的守恒，人们经常说的"能量虽守恒，正能量需社会共同创造"就是这个意思。一方面，人周围的信息场可以直接作用于人体从而使人体内的信息场产生变化，反过来人体内信息场的变化也会直接影响其周围的信息场从而产生相应的变化。在这一方面，面对自然界如此浩大的信息场，人所产生的相对被动的信息显得非常微不足道。另一方面，人可以通过自己的五官等直接感应周围的信息，并通过人类所特有的思维过程产生出新的信息，这些信息是人类认识自然、认识社会和认识自身的基础，也可以间接地、主观能动地指导人类的实践活动并作用于人周围的信息场，从而对自然界信息场内的信息组合和变化产生巨大影响。

　　人类这种主观、能动的信息流（简称主观信息流）也是一种生物信息存在方式，它具有以下几个特征：①跨越时空性。人与自然界、社会和人之间这种主观信息流间的交流是跨越时空的，不论地球的历史有多长，人类的文明史有多久，不同时间段的生命和非生命物质都会以某种物质形式、能量形式或信息形式等保留下来，各种形式内呈现形式可以是沿承的，也可能是转换的，但总体上是遵循守恒的，只不过有些信息还没有被人们所认识，随着人类社会的发展，会被人类越来越多地揭示出来。例如，我们现在可以通过对古人类基因组 DNA 的信息分析，认识几千年来古人类的进化过程，并从中挖掘可能影响现代人类健康的基因等；另如，几千年前人们就主观想象出"嫦娥奔月"这一场景，在这种主观认识的基础上，现今载人飞船才成为可能等。人类这种主观信息流和自然界中的信息场间的交流和相互作用呈现出跨越时空的特性。②跨越空间性。在同一时间里，人的主观信息流和自然界中的信息场间的交流是多方面、多纬度进行的，这种交流广泛存在于自然界、社会和人与人间各个方面和各个角落。③不断变化性。人类在认识自然界、社会和自身的同时，也在不断主观能动地改变自然界、社会和自身，这就决定了主观信息流和自然界中的信息场间的交流，无论是交流的内容还是形式等，都是不断变化的，而引起这些变化的核心因素就是人的主观信息流。④我们可以把自然界中的信息场看成是以人为中心的不同维度的变化中的信息网络，如时间维度、空间维度、宏观维度、微观维度等，各种网络间是相互联系的，每个网络都有它专属的节点、路径和距离等。例如，生物分子网络就是描述生物分子间的相互作用关系，包括通路、模块、整体三个层次，通过整合分子信息，研究网络成分和功能相互作用，以图画或数学方法建立能描述生物系统结构和行为的模型，从而在分子层面揭示生物体的生长、发育、衰老和疾病等基本过程和规律；再如，物联网，指的是在互联网基础上将用户端延伸和扩展到了任何物品和物品之间，通过整合各种物品信息，进行信息交换和通信，也就是物物相息等。随着人类认知水平的不断提高，各种新维度的网络将被不断提出和建立，影响人们的生产生活实践。⑤随着人类思维能力和认识能力的提高，人的主观信息流对自然界信息场的影响作用也会越来越大。人类文明的初期，生产力水平较低，人类对自然界、社会和自身的认识水平较低，身处浩瀚的自然界，只是为了生存而不断忙碌着，主观能动地改变自然界、社会和自身的水平也较低。随着人类在与大自然的斗争中的不断进化，思维能力和认知水平不断提高，人类越来越不只满足于生存的需求，而要运用思维的结果去改变自然界、社会和人自身，以便人类自身、所处的社会和自然界能够和谐、健康地发展。现今自然界由于人的主观能动的影响，面貌焕然一新，天上飞机在飞，地上各种车辆在动，高楼大厦无处不见，水面和水下舰艇和潜艇时刻在活动，等等，可以说，人类作为认识的主体，他的认识来自自然界、社会和自身，理论上来讲，人类的发展过程就是对各种信息（包括自然界、社会和人类自身的）进行挖掘、处理、整合、利用等的过程，只要他能意识到的，就有存在的可能，就有可能实现得了。人类可以通过不同信息的分析和组合等创造出既往形式不存在的新物质，如克隆羊、克隆人、转基因食品等。可以预见：今后随着人类的进步和发展，"唯心"和"唯物"越来越像"鸡生蛋"还是"蛋生鸡"一样说不清楚了；反过来讲，只要是客观存在的，随着人类认知水平和生产技术的不断提高，都有可能被人类所认识，并在此基础上改变和影响自然界、社会和人类自身。人的主观能动将发挥越来越大、越来越重要的作用。⑥生物信息化思维是人类在探索未知领域的过程中，打破常规，以生物信息化相关方法寻求获得新成果的一种思维活动，而其核心是科学有效的生物信息获取、分析和利用等方法。这些方法主要体现在生命科学研究和应用，以及人的大脑信息处理器对各种自然界、社会及人类自身的信息处理等两个方面。下面主要针对生命科学研究方面加以详细介绍。

20 世纪后期，生命科学技术迅猛发展，无论是从数量上还是质量上，都极大地丰富了生命科学的数据资源。数据资源的急剧膨胀，迫使人们寻求一种强有力的工具去挖掘和组织这些数据，以利于分析、储存、加工和进一步使用。一方面，海量的生物学数据中必然蕴含着重要的生物学规律，这些规律将是解释生命之谜的关键，人们需要一种强有力的工具来协助人脑完成对这些数据的分析工作；另一方面，以数据分析、处理为本质的计算机科学技术和网络技术迅猛发展并日益渗透到生命科学的各个领域，于是生物信息学悄然兴起。

生物信息学现已迅速发展成为当今生命科学最具吸引力和重大的前沿领域。它不仅是一门新学科，更是一种重要的研究开发工具。从科学的角度来讲，生物信息学是一门研究生物和生物相关系统中信息内容与信息流向的综合系统科学。只有通过生物信息学的计算处理，人们才能从众多分散的生物学观测数据中获得对生命运行机制的系统理解。从工具的角度来讲，生物信息学几乎是今后所有生物（医药）研究开发所必需的工具。只有依赖生物信息学对大量数据资料进行分析后，人们才能正确地选择该领域的研发方向。总之，生物信息学在不断的实践和发展中，已从一门前沿学科不断发展和完善，逐渐走向成熟，已当之无愧成为当代生命科学中的核心学科，其基本理论和研究方法已广泛并深入渗透到其他学科的教学和科研中。可以说，目前在生物医学领域取得出色的研究成果，缺少生物信息学这把利器是很难想象的。从应用的角度说，21 世纪生命科学领域任何事业的发展都离不开生物信息学这一工具。生物信息学是对生物信息和知识的概括和管理，但是拥有知识并不说明有了能力，思维方式才是重要的影响因素，它可以将知识变为能力，更好地利用生物信息学方法使生命科学得到进一步的发展。毫无疑问，不管是在信息处理还是在未来发展方面，一种科学系统的生物信息化思维都对生物学有着不可忽视的影响。生物信息化思维具有灵活性、总结性、变通性和融合性。这些特征体现在：思维起点灵活，即从不同角度、方向、方面思考问题；思维过程灵活，从分析到综合，从综合到分析，全面灵活地做综合的分析；概括能力强，运用规律自觉性高；善于组合分析；多种学科、多种技术相互融合，进而解决问题。生物信息化思维的研究方法：首先，我们要坚持以科学的方法对通过多种途径获得的海量生物信息进行汇总、整合、存储、分析，去提取生物学中的有用的数据，充分利用它们去建立各种生物数据库，开发生物软件，进一步分析计算提取新知识、新理论，开发新的产品，最后通过网络、咨询快速传播，共享这些结果。

第六节　快乐思维

一、快乐概述

快乐是人类精神上的一种愉悦，是一种心灵上的满足，它会使一个人变得开心。不同于幸福，快乐是暂时的、较容易获得的，如今天听到了别人的夸奖，你会感觉很开心。

快乐有大小、多少、深浅、好坏之分。快乐的大小在于有乐趣之事的大小，与需求强度的大小有关，如一个人长时间追求的东西被满足了，就是大快乐，此刻的需求被满足了就是小快乐；快乐的多少在于有乐趣事物的多少，如你想要什么，你喜欢什么，你期望什么，这些满足得越多，你快乐的次数也就越多；快乐的深浅，在于该事在你心中地位的深浅，如当一件东西是你所挚爱的，你获得它后就会感到深深的快乐，可以看出，要求少、易满足的人快乐更多一些，即因人而异；快乐的好坏在于你的快乐是否建立在别人的痛苦之上，是否符合道德与法律标准，如吸毒者从毒品中所获得的快乐就是不好的快乐。（本书所指的快乐均为好的快乐。）

快乐作为人类共有的一种心理感受，通过神经体液的调节，直接或间接促进人的健康。

二、健康概述

健康是人的基本权利，是人生最宝贵的基本财富之一。以前人们对于健康的认识仅局限于无病无灾、身体棒，而随着生活水平与文化水平的提高，人们对健康有了新的认识，即一个人在躯体健康、心理健康、社会适应良好和道德健康四方面都健全，才是完全健康的人。

躯体健康即人体各器官系统发育良好。心理健康对每个人的成长有至关重要的作用，它是一个人幸福快乐的源泉、乐观自信的基础，它有三个方面的标志：第一，具备健康的心理的人，人格是完整的，自我感觉是良好的，情绪是稳定的，积极情绪多于消极情绪，有较好的自控能力，有自尊、自爱、自信心以及自知之明。第二，一个人在自己所处的环境中，有充分的安全感，且能保持正常的人际关系，能受到别人的欢迎和信任。第三，健康的人对未来有明确的生活目标，能切合实际地、不断地进取，有理想和事业的追求。社会适应良好指一个人的心理活动和行为，能适应当时复杂的环境变化，为他人所理解，为大家所接受。道德健康指不以损害他人利益来满足自己的需要，有辨别真伪、善恶、荣辱等是非观念的能力，能按社会认为规范的准则约束、支配自己的行为，能为人的幸福做贡献。

对于一个人来说，这四个方面是相辅相成、缺一不可的。

三、快乐与健康的关系

快乐与健康之间有着密不可分的关系，这种关系主要表现在两个方面：

（一）快乐与生理健康的关系

适度的快乐能使人体内的神经系统、内分泌系统的调节功能处于最佳状态，有助于促进生理健康；能使人体分泌一些有益于健康的激素，从而起到调节血液流量，促进胃肠蠕动及唾液分泌，加强新陈代谢的作用；能减少和消除对肌体的不良刺激，可以直接作用于脑垂体，保持内分泌功能的适度平衡，从而使全身各系统、器官的功能更加协调、健全。

英国著名的科学家法拉第，年轻时由于工作紧张神经失调，身体虚弱，他去看医生，医生没开药，只留下一句话："一个小丑进城，胜过一打医生。"法拉第仔细琢磨，悟出真谛，从此经常抽空去看戏剧、马戏和滑稽戏。不久健康状况大为好转。许多抗癌的典型例子也说明了快乐心态的重要性，国内知名肿瘤专家潘明继教授确诊结肠癌后只是接受基础治疗，拒绝放化疗，继续工作并享受生活，反而意想不到地延长了寿命。他认为倘若病人对疾病有正确的认识，有快乐的人生观、生死观，树立战胜疾病的信心和决心，就能调动体内的积极因素，有助于病情好转。在心理学中已通过许多动物实验验证了情绪与健康的关系。心理学家曾做过这样的实验来研究情绪与健康的关系。在一只铁笼里关进两只猴子，一只可以自由活动，一只被困在笼子里不能自由活动，笼子的一边有一根绝缘棒，当实验者每隔半分钟向笼内通一次电时，自由的猴子可以抓住这根绝缘棒免受电击。实验开始以后，自由的猴子提心吊胆，总是惦记着每隔半分钟去抓一次绝缘棒，而不自由的猴子只能听之任之，倒也坦然。一段时间后，对两个猴子进行身体检查发现，自由的猴子得了溃疡病，而不自由的猴子反而安然无恙。这个实验表明，长期不良的情绪会造成疾病的发生。快乐的情绪可以延长人的寿命，而不良的情绪反而可以致病。

然而过度的快乐会危害人类的健康，正如成语"乐极生悲"所述，心肌梗死患者大笑容易发生意外，重症高血压患者过度兴奋可能诱发脑出血。再如，《儒林外史》中屡试不第的穷书生在突然听到自己中了举人之后，喜极而疯。

快乐是健康、生命、人生的真正的主人。为了我们的身体健康，我们应该乐观积极、笑对生活。

（二）快乐与心理健康的关系

快乐有助于促进人的心理健康。乐观快乐的积极情绪可以拉近人与人之间的距离，有助于建立良好的人际关系，而友好的人际关系对于健康的心理至关重要。因为社会本来就是人的社会，作为社会的人，不可避免地要与周围各种各样的人打交道，如果一个人有和谐的人际关系，那么他一定见多识广，对于生活中的一些不快也可以及时调节处理，久而久之，他的心理一定是很健康的。正如美国的一位心理学家所言："会不会笑，是衡量一个人能否对周围环境适应的尺度。"的确，真诚的笑可以感染别人、消除隔阂；来了陌生的人，相视一笑，即可握手言欢；歉然一笑便可获得谅解。一个愁眉不展、从来不笑的人，很难说其心理是健康的。

心理健康的人更容易感受到快乐。悦纳自己是心理健康的标志。心理健康的人可以感受到自己存在的价值，不仅能够深入地了解自己，而且可以悦纳自己，有自知之明，即对自己的能力、性格和优缺点能够做出客观的评价；对自己不会提出苛刻、非分的要求，对自己的生活目标也能定得切合实际，因而对自己总是满意的；同时，努力发展自己的潜能，即对自己无法补救的缺点可以欣然接受，当面对挫折时可以及时地做出调整，所以他的生活是充满希望与快乐的。相反，一个心理不健康的人则总是缺乏自知之明，因为所定的目标不符合实际，主观和客观差距太大，总是不能达到自己所期望的目标，久而久之，自卑心理就产生了，想必他的生活一定是灰暗的。云南大学马加爵正是因为自卑、不能接纳自己的缺点而一时想不开，最后导致悲剧的发生。

四、快乐基因组学

那么快乐可以影响人的基因吗？毫无疑问，快乐是可以影响人的基因的。正如表观遗传学中介绍，DNA 并不是决定人遗传信息的唯一因素，环境也起着至关重要的作用。快乐作为一种主观环境，虽然不能够改变 DNA 的序列，但是它可以通过对基因进行修饰而影响其表达，这种影响甚至可以遗传给后代。美国加利福尼亚洛杉矶大学的医学教授史蒂芬·科尔通过对 80 名健康成年人的血液进行分析，发现人类基因组对怎样获得积极情绪的反应是很明显的。科尔的这一发现更加证明了情绪是可以影响基因的。

五、快乐思维

的确，快乐对我们的健康起着相当重要的作用，因为快乐，所以健康，因此更快乐，这是一个良性循环。那么，我们应该怎么样做才能获得更多的快乐呢？

本质上讲，快乐是人的大脑对客观事物或现象等经过直接或间接快速信息处理所产生的愉悦或满足。人的思维或思维方式是在长期生产生活实践中养成的思考习惯，是信息处理的支持系统和核心。坚持第一原理思考，人们可以认识到：快乐不是只属于孩子，养成快乐思维的习惯就是培养成年人的快乐能力，是一种极高的智慧，运用快乐思维可以事半功倍地、更加科学有效而长久地获得快乐，快乐是可以有效安排和创造出来的。要想获得长久的快乐，人们应该怎么做呢？

首先，一定要提高对快乐的认知水平：快乐是文化的组成部分，是可以通过基因遗传的；快乐思维可以主观能动地创造出持久的快乐。只有这样，才能引起一代一代人的重视，在实践中负责任地养成快乐思维的习惯。

其次，孩提时养成快乐和自信的性格至关重要。在生命的早期，在保证孩子基本生存和安全感的基础上，一定不要抹杀孩子的童趣，在他们与自然界、社会和自己玩耍的过程中，在遇到问题尽量独立解决的实践中，培养他们快乐和自信的性格，这种性格可以影响他们对任何事物进行认识的心态和遇到困难克服困难的决心和能力，是他们在今后的生活中获得持久、更多快乐的重要心理基础。研究表明，在很多情况下，人们的痛苦与快乐并不是由客观环境的优劣决定的，而是由自己的心态决定的。遇到同一件事情，有人感到痛苦，但有人却感到快乐，这完全是不同的心态所致。有这么一个寓言故事：两个工匠一起去卖花盆，途中不小心翻了车，花盆大半打碎了，悲观的花匠说："完了，坏了这么多花盆，真倒霉！"而另一个乐观的花匠却说："真幸运，还有这些花盆没有打碎。"这后一个花匠运用的就是反向心理调解法，从不幸中挖掘了幸运。有一句话叫"境由心造"，说的就是这个道理。是的，要想获得更多的快乐，我们就应该向那个乐观的花匠学习，遇到不好的事情常往好处想，从不幸中挖掘幸运，保持积极的心态，这也就是快乐思维的具体实践。我们可以每天早晚问自己积极正面的问题，例如，今天哪些事情是最让我期待的？今天我最想做的事情是什么？今天我最开心的是什么？这样就可以让自己的思维模式趋向于正面。平时多用积极的词代替消极的词，例如把不要紧张变为放轻松、把不要伤心改为我要快乐。这样久而久之，就可以养成快乐思维。

再次，既然快乐思维这么重要，人们必须得有坚定的贯彻和执行力，这样才能保障它的有效养成。人们一定要尊重自己的核心价值观，尊重那些有价值的情感，尊重自己的目标和志向，并用乐观的方式看待目标，同时用实际的方式思考具体需要怎么做，并最大限度度地避免思维狭隘、短期行为和过度自信等，使自己的快乐统一在核心价值和决策力基础之上，才能高效和持久地获得快乐。

最后，美国教育家威廉·菲尔说："真正的快乐，不是依附在外在事物上的。犹如池塘是由内向外满溢的，你的快乐也是由内在思想和情感中喷涌而来的。如果你希望得到永恒的快乐，就必须以有趣的思想和点子装满你的心，因为，用一个空虚的心灵寻找快乐，所得到的也只是快乐的替代品。"其中，保持童心至关重要，要懂得童心是人一生最昂贵的奢侈品。就像比尔·盖茨所说："我们要像大人一样工作，但是要像孩子一样生活。"人可以失去童年，但是，不能失去童心！更要充满童趣！童心不老、青春永驻，心态要永远年轻。此外，要不断学习、不断修炼和不断自我超越，养成一颗"快乐的心"，要学会善良、宽容、尊重、理解，学会自我安慰，当你出现焦虑、忧郁等不良情绪时，要学会用音乐、用笑谈等形式进行自我"心理按摩"。此外，还必须具备不抱怨、发现小确幸和化繁为简、随遇而安的能力，有时候想得太多可能失去做人的快乐，并要懂得知足和释放情绪等。度的把握也至关重要，做任何事情都要适度且避免太过度。思维养成的最高境界就是习惯成自然，把一些好的习惯贯穿于平时日常生活中。如果人们能把哈佛大学推荐的 20 个让人快乐的习惯贯彻到日常生活实践中，就可以帮助人们快速、有效地养成快乐思维习惯，这些习惯包括：学会感恩；明智地选择自己的朋友；培养同情心；不断学习；学会解决问题；做你想做的事情；活在当下；要经常笑；学会原谅；要经常说谢谢；学会深交；守承诺；冥想；关注你在做的事情；要乐观；无条件地爱；不要放弃；做最好的自己，然后放手；好好照顾自己；学会给予。

综上所述，快乐与健康之间有着密不可分的关系，快乐可以促进健康，健康又可以使人感受到更多的快乐。而快乐是由主观条件即心态决定的，并且还可以影响基因，所以培养快乐思维就表现得越发重要。为了我们可以更加快乐与健康地生活，让我们一起来养成快乐思维，做一个乐观向上的人！

第七节　幸福思维

一、幸福概述

当今时代，"幸福"已经成为人们热议的一个话题，不同的人对幸福的定义有着不同的见解。那么什么是幸福呢?

幸福来源于生活，时时皆有，处处可见，需要我们用心去体会。幸福是一种意识形态，它是我们内心的一种感觉，心理欲望得到满足时的状态，相对于快乐它是一种持续时间较长的对生活的满足和感到生活有巨大乐趣并自然而然地希望持续久远的愉快心情，所以只有内心得到满足才是幸福的。幸福的本质是一种在内外环境的复杂影响下，完全依赖于内心的美好感受。同样的场景和事件，不同的个体可能有完全不同的解读和感受，然而幸福与否，只能也应该只是依赖于每个具体当事人的感受。根据调查分析，有着不同需求状态和追求目标的人，其幸福的取向和幸福的指数也是不同的。幸福并不与所拥有的财富、地位同步，而是与心态、心境有关。

幸福是一种感受，它总是不能在我们的内心根深蒂固，往往稍纵即逝。我们可以把幸福划分为个人的幸福和共有的幸福，还可以分为大幸福和小幸福。生活在一个和平安定的国家，没有战争、没有自然灾害是我们所有人共有的幸福，这是一种大幸福。而个人的独有幸福需要自己努力去创造，重视自己的爱好和兴趣，做自己能享受过程本身的事情。它不受限于财富，独自享受的幸福就是独有的幸福。日常的生活中时时处处可见小幸福，朋友的一声问候，老师的一句称赞，父母的一个微笑，友人间的冰释……这些日常生活中足以让我们感动愉悦的瞬间，都是一种小幸福的感觉。我们要善于发现，善于捕捉，将无数个小幸福不断积累成一种大幸福。这是一种积极的生活态度，需要我们保持健康的心理，形成一种幸福的思维，用积极、平和的心去迎接人生中一个又一个坎坷、曲折和无奈。

幸福包括四个维度：满足、快乐、投入、意义。每个维度的幸福都是好的，但是将浅层次的快乐转化为深远的满足感和持久的幸福感是一件益处更大的事情。它会影响我们的心态和思维，在某种程度上对我们的身心健康进行调控。

二、幸福与健康

健康高于一切，是人生幸福的基础；没有健康，一切无从谈起。

(一) 健康对幸福的影响

现如今，数以千计的人饱受心理疾病和心理障碍的痛苦，他们大部分都长时间地感觉到自己"不幸福"。那么这些人为什么会"不幸福"？他们表述的原因多种多样，有的因为疾病，有的因为失眠，有的因为爱情，有的因为婚姻，有的因为工作、人际，等等。其实，根本性的原因在于"自身的身体健康状态和心理健康水平不佳"。

美国作家柯蒂斯说过：幸福的首要条件在于健康。没有人能够否定健康的重要性，健康是人的基本权利，是人生的第一财富。身体的健康状态决定了幸福感的存在，身体状态包括躯体和心理两个方面。只有当我们拥有健康的身体和积极向上的心态，才能精力充沛地去追求幸福，获取幸福。

1. 身体健康对幸福的影响

身体健康，顾名思义指的就是躯体的健康，即没有疾病，机体处于正常的运作状态。身体是生活和工作的本钱，拥有了健康的身体，才能拥有一切，有健康的身体才能挑起生活的重担，为人民服务，为社会做出贡献，才能享受生活中所带来的幸福。2016年初，招商信诺对中国内地的3000名受访者进行随机调查，发布了2015年《360°健康指数调查报告》。该报告针对身体、社会、家庭、财务和职务这五大方面对受访者进行了调查，调查结果数据显示：绝大多数受访者认为，在所调查的五大方面中，身体健康对幸福感的影响最大，占比高达69%。从调查结果中可以看出，身体健康已经成为当今时代影响人们幸福感的重要因素。"活着就是一种幸福，如果能健康地活着，那就是生命中一种无与伦比的幸福。"这是一位专门从事血液病诊断的医生发自内心的声音。工作的性质决定了他每天都要面对痛哭与绝望，感受生命的脆弱与无奈的同时，他更加深刻地明白了：健康就是幸福。只要身体健康，就是最幸福的。只有身体健康地生活，才能享受生活中的痛苦与快乐、成功与失败，才能更多地体验人生幸福。

健康是基础，没有一个强健的身体，一切都无从谈起。保持身体健康是幸福的重要前提。因此，我们应该善于休息，保证良好的睡眠，保持身体的健康，经常有规律地锻炼身体，每周运动两到三次，每次运动不少于90分钟，因为锻炼身体可以使人体内产生内啡肽，这种激素可以让人们的内心振奋、轻松、舒畅、达观，对人们的身体状态、心理状态能起到很好的调节作用。

2. 心理健康对幸福的影响

幸福是一种感觉，它很大程度上取决于人的心理。心理健康，通常是指具有正常的智力、积极的情绪、适度的情感、良好的人格品质、坚强意志和成熟的心理行为，在生活上、社交上能与其他人保持良好的互动和配合。心理健康是幸福感的来源，只有拥有乐观向上心态的人，才能积极地面对人生中可能遇到的各种磨难，处理好生活中遇到的各种不同程度的挫折与不如意。就像拿破仑·希尔曾经说的："人的一生就像一趟旅行，沿途有数不尽的坎坷泥泞，但也有看不完的春花秋月。如果我们的心总是被灰暗的风尘所覆盖，干涸了心泉，黯淡了目光，失去了生机，丧失了斗志，我们的人生轨迹岂能美好？"同样强调了心理健康对人生幸福的重要性。

"中国幸福小康指数"测评涉及身心状况满意度、家庭生活满意度、社会关系满意度、生活质量满意度、社会环境满意度等方面。在"2011年中国幸福小康指数"调查中，影响国人幸福感的十大因素中，排在首位的是健康，收入居于次位；2012年，收入居于首位，健康排在第二位；2013年，健康超越收入，重新回归榜首位置。近几年的"中国幸福小康指数"调查结果都显示：在影响国人幸福感的诸多因素中，健康居于"影响国人幸福感的十大因素"排行榜的首要位置。2010年陕西省统计局公布的陕西省居民幸福指数显示，居民总体幸福率达81.82%，其中经济收入和心理健康成为对居民幸福指数影响最大的因素。这些调查结果都表明，积极乐观的健康的心理状态是影响人们幸福的重要因素。

中国人民大学社会与人口学院副教授郭静也表示，良好而健全的心理可以使人们获得更多的幸福体验。心理状态越好的人，幸福感越强。生理、心理健康与幸福感均呈相连关系。各项调查结果也显示，心理健康的人容易获得幸福感，而心理不健康的人则难以获得幸福感。身心的不健康会造成某些生理机能的丧失，而积极的心理则可以维持人们良好的生理状态，这对于幸福感的体验是很有帮助的。

拥有健康心理的人总是充满热情的。他们性格乐观，对未来充满希望，总是满腔热情地投入生活，为社会创造财富。他们不怕困难与挫折，踏踏实实、认认真真地向着既定的目标前进，用自己的行动去体验人生的价值，真切而深刻。因此，我们需要保持积极阳光的心态，用发现的目光去看待自己所得到的一切，保持心理的健康，处事乐观，态度积极，勇于承担责任，掌控自己的情绪，坦然面对现实，既要有高于现实的理想，又能正确对待生活中的缺陷和挫折，有经久一致的人生哲学，为一定的目的而生活。怀着一颗乐观和感恩的心，去发现生活中的美好和感动，获取属于我们的人生幸福。

保持心理的健康和正确的心态，有助于我们在各种情况下更多地体验主观幸福。

（二）幸福对健康的影响

幸福是一种心态，是一种思维，会对人的健康产生一定的影响。2008 年，山东大学卫生管理与政策研究中心王健对四川省安岳县、山东省曹县和茌平县、安徽省临泉县 3 省 4 县居民的主观幸福感和健康进行测量，探究了主观幸福感与健康之间的关系。该研究用昨日重现法和EQ5D 量表分别对居民的主观幸福感、健康状况进行测量并进行分析，研究结果表明，主观幸福感与健康之间具有相互促进作用，二者呈正相关。该调查中发现，主观幸福感好的居民，健康状况较好，生活态度积极乐观，有利于身心健康；而长期处于不幸福状态的居民，心情忧虑，对身心健康产生不利影响，易忧虑成疾。

2013 年，美国一项医学研究对 1700 名已婚成年人进行了 20 年的跟踪调查，检测他们的身体健康状况，并询问他们有关争吵、幸福和生活质量的问题。研究结果表明，比起经常吵架的夫妻，不吵架的夫妻双方身体更健康、寿命更长久。这表明家庭的幸福会影响夫妻双方的身体健康。夫妻双方吵架次数越多，家庭生活越不幸福，夫妻的健康情况就越差，也就是说家庭的幸福会对健康产生一定的影响。

幸福对孩子的健康成长同样至关重要。专家表示，生活在幸福和谐环境中的孩子，他们的性格更加开朗，对生活更有信心和热情，能够更加自信地以乐观的态度面对未来的挑战。而且，生活在幸福的家庭环境中的孩子可以得到更多的宽容和谅解，这样有利于孩子的心理健康。人们常说：知足常乐。幸福就是当你心满意足时所体会到的一种感觉，知足常乐才能使幸福保鲜。人幸福了自然就心情舒畅，幸福会对身体健康和心理健康产生一定程度的有利影响。

三、幸福思维

正如上述，幸福对我们的健康起着相当重要的作用。那么，我们应该怎么样做才能获得更多的幸福呢？

如第六节对快乐的阐述，本质上讲，幸福也是人的大脑对客观事物或现象等相对主观和间接地信息处理所产生的心理反应。幸福是一种心理上的平和状态，是对自己生活状态的一种自足的感觉。它与人的财富、地位不同步。腰缠万贯的人不见得就拥有幸福，而身无分文的人也不一定不幸福。人与人之间虽然生来存在差异，但是追求幸福是人的天性，是人人皆有的权利，人的一生实际上就是一个不断追求幸福的过程。

人的思维或思维方式是在长期生产生活实践中养成的思考习惯，是信息处理的支持系统和核心。坚持第一原理思考，人们也可以认识到：养成幸福思维的习惯就是培养成年人的幸福能力，是一种极高的智慧，运用幸福思维可以事半功倍地、更加科学有效而长久地获得幸福，幸福也是可以有效安排和创造出来的。第六节所述有关获得长久快乐的和本节所述有助于身心健康的好习惯都有助于幸福感的获得（这里不赘述）。幸福其实确实是一种思维，是一种需要人人学会并掌握的思维。其实幸福很平凡也很简单，它就藏在看似琐碎的生活中，每天在学习和成长中的感觉就叫幸福。幸福的人，并非拿到了世界上最好的东西，而是珍惜了生命中的点点滴滴。以微笑面对人生，心怀感恩，拥有良好的道德品质，保持一种轻松自然的情绪，积极向上，保持一种豁达开朗的人生态度，拥有高质量人际关系，等等，这就是幸福思维。用幸福的思维去面对人生，自然能够得到幸福。

幸福往往建立在快乐的基础之上，有人把幸福分为三个层次：肉体快乐、精神快乐、灵魂快乐。初级的快乐是肉体快乐，就是饱、暖、物、欲等。中级的快乐是精神的快乐，就是诗词歌赋、琴棋书画等。高级的快乐是灵魂的快乐，就是付出、奉献，让他人因为你的存在而快乐。因此，有人形象地比喻：平庸的人只有一条命，即性命；优秀的人有两条命，即性命和生命；卓越的人则有三条命，性命、生命和使命，它们分别代表生存、生活和责任。

人们常说，"生活其实就是一面镜子，你对它笑，它就对你笑，你对它哭，它就对你哭"。所以，我们需要用幸福思维面对人生，去收获属于我们人生的幸福。保持一种幸福的思维，遇到任何挑战都要先往好处方面想，保持一种坦然乐观的心态，从挑战中汲取积极的力量，寻找幸福的因子，那么我们的人生就会处处充满阳光，到处都是笑脸，幸福也就会无处不在。

　　总之，健康思维是做好一切健康工作的基础和核心内容，21 世纪让我们人人拥有健康的思维习惯，最终实现个人和群体的健康生存和健康发展！

第三章　健康思维应用实例

如上所述，既然健康思维理念及养成非常重要，那么我们必须要不断在实践中加以相关训练。大健康理念（生态健康）涉及人的生理、心理、社会适应和道德及人与社会多维度错综复杂的关系等方面，下面围绕第一原理思考、多维智慧、辩证思维、创新思维等重要的健康思维方式，结合近 5 年的具体实践，以实际应用例子（重点聚焦易被大家忽视的多维的社会文化和心理等）加以详细阐述。

第一节　第一原理思维应用实例

一、人类社会发展的吸引力思维

人类社会发展的吸引力思维是指：人类的生存、发展与健康是社会发展的三大主题和维度，人们对它们的认知和相关信息管理是随着开悟的程度不断变化的，个体和群体的思维就是生存、发展与健康的引力场，因为人的思维离真正的真理还很遥远，这种相对的（无知）就造成生存、发展与健康不是一帆风顺的，道路是曲折的，而这些曲折度的大小是和苦难、磨难，甚至负气等正相关的，就像一把弯曲的尺子一样，负气等基础上人类的不断进步和开悟使得人们会越来越总结经验，蓄积正气，正气的能量越大，弯曲的尺子弹回直尺的速度越快、能量越大。

思维是多元的，也是一把双刃剑，面对指数式增长的现实社会信息，只有通过科学有效而进步的思维加以管理，才能健康发展，处理得不好就会适得其反。思想的科学、进步和有效性等趋向是人类不断开悟的方向。其实人类社会发展的吸引力思维是坚持第一原理思考的结果，是爱因斯坦广义相对论的具体延伸和应用。爱因斯坦的广义相对论是目前人类对自然认知的最高境界：人类思维的速度是快速而变化的，所以人的认知是不断变化的；自然界除了时间和空间，还存在引力场，因此时间和空间不是笔直的，在引力场作用下是弯曲的，甚至存在极端情况下的黑洞现象。

所以人类除了要感谢正气外也要感谢负气，尊重每一个生命，和谐健康发展，只有这样，我们才能避免人类自身"黑洞现象"的出现。人类离真理有多远？还很遥远！因此，过度的理性也未必是一件好事，甚至会因为自身的（无知）离真理越来越远！科学、进步、多维的思维方式是人们逐渐接近真理的一把金钥匙。为我们的无知忏悔吧，为我们的固定式引力场开悟地逐渐松绑吧！换位思考，尊重每一个人，尊重真理、生命和正气，愿每一个在世的人类个体都能把思想和行为高度统一在正气的世界观、人生观和价值观上，这样才能实现最大限度的快乐幸福和健康！

二、发展健康文化可以借鉴疾病研究的基本策略

21 世纪人们逐渐认识到了健康的重要性，健康是人类社会的三大主题之一，是人最高层次的心理需求。因此，坚持第一原理思考：要想使人的生存和发展沿着健康的方向前行，必须有一个科学、系统、正气的健康文化（因为文化是社会的主效基因，发展文化是基于基因为本的思考）。社会的信息场很复杂，但往往一些基本规律是互通的。关于健康的第一原理思考使我认识到疾病的研究策略是可以借鉴的，可以帮助我们更加事半功倍地发展健康文化。我觉得主要有以下几方面：

第一，现今，对于复杂重大疾病的研究往往聚焦于 40—65 岁的人群，因为复杂重大疾病主要发生在这一年龄段的人群。这一人群从出生到患病要经历至少半个世纪，往往主要受传统文化影响较多，因此，要想发展社会文化，首先必须弄清传统文化的优点和缺点，这样才能有的放矢地加以发展和改进。因此，必须与这一群体接触和交流，这样才能在实践中结合先人们的经验和教训，收集第一手传统文化相关的原始数据，并加以总结、提炼和具体化。但这一群体疾病已经发生，治疗和预防进一步发展的成本相对比较大，会透支很多人力、物力甚至健康，因此，文化的影响主要是以相对非接触式的宣传为主，唤起他们的主观兴趣，调动起他们的积极性和参与性，因为他们完全有能力结合自己的经验和自我的健康利益需求，做些正能量和正气场的事情，为自己，甚至为他人和社会。

第二，疾病研究的新的任务是将对疾病研究的结果用于疾病的早期预防。文化发展也是一样，它更深远的意义是影响处于生命较早期的人，使他们较早地受到先进文化的影响，养成正气的信息处理支持系统，事半功倍地促进个体和社会健康地生存和发展。另一方面，社会在不断变化和发展，这些年轻人受新的社会变化因素的影响往往比中老年这一群体更大，因此，我们要用发展的眼光勇于与年轻人接触，传播先进文化的同时，在与他们接触的过程中，感悟时代的进步和变迁。在新的形势下，面对新的问题和挑战，勇于创新和发展健康文化。社会的信息场是多维的，每个人都有其信息处理的盲点、误区和局限，在多维的信息场中多维思考、发展和提高，才是健康的正道。

第三，勇于坚持实践。人的能力的差距不在于知识经验的积累，而在于思维方式的不同。思维是一种能力，是新世纪竞争的核心。思维的价值只有在实践中、在遇到问题和解决问题的过程中才能体现。脱离了实践很难进步和提高。比如，参与了与中老年朋友接触的社会实践，您才能悟到思维一旦固化很难相互改变，您才能体会到相互尊重、欣赏、多维思考的重要性；您才能体会到单维的局限性；您才能发觉交流中为了相互的健康，保持年轻、快乐、正气等的重要性，养成了这些习惯后，才能真正理解积极心态的意义，才能总结过往，体会到博爱、大爱、秩商的事半功倍和重要。不参与正气的社会实践，您似乎更多地怨天怨地，更容易时常抱怨社会的不公平，当然用先哲们的知识和经验可以疗慰和培养自我高贵的灵魂，但发展中的现今社会更需要多维的正气实践者，因为人这一生面临着三种关系，人与自然、社会和自己的关系，三方面相辅相成，不可分割。多维的社会实践是勇敢者的游戏，是积累正气、不断自我超越和传播正气所必需的素质和素养要求，是素质和素养教育的核心内容，是德、智、体、美全面和谐进步发展所必需的。我国现阶段不缺知识和经验的传导者，缺的是一步一个脚印坚实行走的人。实践是智慧的重要基础。

第四，文化发展必须建立在前人积累的知识和经验的基础上，这是秩商的体现，但也必须随着时代的发展和进步，勇于创新。比如在人类文明的早期，生产力的低下、开悟和信息量的有限，就会产生对大自然、社会的恐惧，相应地产生了很多神学、驭人术等，虽然对人类的发展起到了一定的推动作用，但现今社会信息量呈指数增长，人类战胜自然和驾驭社会的能力和自信不断增强，人们在繁杂的信息场中，逐渐厌倦了繁杂的思考习惯和处事习惯，因为没有效率，不利健康，人们已经意识到简约生活、效率生活、快乐健康生活的重要性，新的时代呼唤人们将先人们的知识和经验与现代科技和认知相结合，发展和创新出更加灿烂、与时代和可预见的未来相符合的新的文化，第一原理思考、多维智慧、辩证思维、个性和心理的考量、快乐和幸福的正气习惯等的养成已经成为时代进步的信息处理的主要方向和主旋律，我们要把它们作为追求的时尚，有效地养成它们，适应社会的发展，更加健康、进步！

三、第一原理和多维智慧看待死亡——向死而生

从来没有想过写点关于死亡的东西，因为死亡离我还遥远，另外，相对于生存，死亡显得有点"晦气"且不积极，对于推崇积极心态和正气场的我来说似乎有点格格不入。最近在网络上看到一则报道，是关于乔布斯在漫长的与疾病抗争的过程中悟出的向死而生道理的，觉得死亡在哲学层面还真有意义，可以促进生的质量和效率及正气的世代传递等；最近几年父母先后仙逝，自己目睹了他们生的最后阶段，死亡的过程刻在我的脑海中，复杂情感的交织一直驱使着我思考点什么，总觉得他们没有离开，并一直陪伴着我；因为自己正在从事健康文化创新和传播工作，也正在实践健康管理，认清了在生命早期（一般大概指 30 岁之前）最好的健康管理是健康信息管理和先进的文化干预，死亡是与健康相关的信息，应该加以认真关注；最近在生命是信息的基础上感悟到了多维智慧的重要性，并得出结论：21 世纪只要坚持多维智慧，什么都可以发展和创新。下面围绕死亡谈一下自己的一些新认知。

在认知生命是物质的和生命是能量的基础上，近半个世纪来随着信息科学和生命科学的快速发展，人类在信息层面逐渐认识到了生命是信息的（主要停留在生物体内生物信息传递方面）。坚持发散式等创新思

维，这一新的理念可以扩散到一切与人相关的事或物质（这里重点关注死亡）。信息具有多维、易融合、易管理等特点，相较于物质和能量的认知，信息层面的认知更充满活性和动性，更能完美诠释生这一动态现象和过程的本质；信息认知基础上可以产生多维智慧，多维智慧可以帮助人们看问题时从多个角度出发，认清事物的本质，并降维、简约而高效地解决现实问题；有效的信息管理可以产生高效率，这在信息量成指数快速增长的今天和未来显得尤为重要。我认为有效的信息管理应该或必将成为第一生产力、生存发展力和和谐健康力！

坚持多维智慧，对于死亡可以有多种定义：

（1）目前，关于死亡的定义主要是从个体生命生理指标的角度来定义的：一般是指丧失生命，生命终止，停止生存。现今我国法律对于死亡认定的标准是采取综合标准，即自发性呼吸停止、心脏停止、瞳孔反射机能停止。以脑死亡的新标准（指包括脑干在内的全脑功能丧失的不可逆转的状态，即狭义的生物学死亡）判定死亡正在我国试行。

（2）从哲学层面讲，死亡是生命（或者事物）系统所有的本来的维持其存在（存活）属性的丧失且不可逆转的永久性的终止。

（3）从生物学层面讲，是指整个神经系统以及其他器官系统的新陈代谢相继停止，整个机体出现不可逆变化。

坚持第一原理思考：生命的本质是物质的，生命体是由各种物质组成的，但这只阐述了生命的结构本质，是相对静止的；生命是能量的、生命是信息的，其实生命是各种物质结构基础上附加能量的、信息指导下的有机体，在生的动态过程中，各物质间的交流语言就是生物信息和能量传送。因此，我觉得从生命本质层面上讲，死亡是指能量传送（新陈代谢）的停止或个体体内生物信息交流的停止（当然，这里是狭义指个体内的生物信息）。

从信息层面认知死亡，可能有以下几点好处：

（1）信息的时间维度。信息即是人类大脑对通过语言、五官等感知到的原始数据的处理结果，也是人类世代赖以生存、发展和健康的原始材料。随着科技的发展，人们逐渐认识到：基于信息处理基础上的思维和行为习惯是可以影响人们的基因表达水平，是可以世代遗传的；很多客观存在的事实，因为我们开悟的程度以及关注度等的限制，没有以信息的形式被人类认识或记住，比如没有古老基因组的发展，我们还不可能认识到基因在考古方面的重要性及信息是跨越时空客观存在的等。信息既然可以跨越时空存在和间接遗传，那么对于死亡（这里主要是指人类的死亡）就可能存在着更广的定义了，即整个人类的死亡（人类新陈代谢、繁殖及适应性突变的终止）。就像我们做健康管理讲究的是贯穿生命全周期的健康管理（以预防为主）一样，懂得相对晚期疾病的发生、发展机制才能做到有效的预防，弄清世代个体和群体死亡的本质和意义，才能更加有效地预防和延缓死亡，并开悟和有效地提高生的质量和价值。只有这样，个体和群体才能在广义人生中实现自身的价值，拿好自己的接力棒并负责任、正气地传递下去，尽量好地实现人类世代的健康生存和发展。

（2）空间维度。死亡是个体健康的彻底终结，因此，要想避免或延缓死亡，就必须在健康信息基础上有效地管理好健康信息（这些信息包括人与自然的信息、人与社会的信息和人与自己的信息等）。真正做到有效而科学的信息管理很难，这只是人们的终极目标而已。但认识到健康需求和有效信息管理需求是人类最高层次的心理需求，可以不断激励我们自我超越，在大的健康理念和格局下更加有效地获得快乐、幸福和健康。

总之，认清死亡的本质和意义，人们才能真正理解生的价值和意义，才能更加珍惜生命；才能勇敢地面对死亡，敬畏世代的正气传递；才能世代更加有效地快乐、健康地生存和发展。

在认清死亡的本质后，再来探讨一下死亡的意义。坚持多维智慧，我觉得死亡至少具有以下几层意义：

哲学辩证地看待死亡，死亡与生存是辩证统一的。死亡是相对于生存而言的，明晰生的本质才能理解死亡，明晰死亡的本质才能更加珍惜生命；人可以选择死亡但不能选择生，死亡是属于自己的，因此关爱自己的人一定会智慧地关注和理解死亡；生与死又相互影响，相互促进，生得伟大死得光荣，生得正气死得也相对正气，反之亦然。

更广义地理解生与死，人的一生其实是在做着循环式生存这件事。个体都是无法选择地来到这个世界上的，无法选择生存，但有责任传递生存。人类在不断开悟的过程中、在残酷的进化压力下产生了思维和思想等，处于生物链顶端的人类自认为是自然界的主宰，要管理好自然、社会和自己，就必须世代健康生存和发展，必须通过繁殖的形式把智慧的生存、发展与健康的信息一代代有效地传递下去，否则人类也很难生存下去。虽然很多个体自己选择了不繁殖，快乐地生存，这是他们的权利，但人类的主体一定是在开悟下负责任和智慧地选择有效而正气地传递生存，这是进化的必然结果，是不以个体的利益为转移的。另外，随着科学的发展，人们逐渐认识到文化等可以影响基因的表达水平，是可以遗传的。人们要开悟地认识到社会或个体的文化气息是可以影响到后代和周围相处的人们的，所以要更加珍惜血缘和相遇、相处的缘分，因为彼此之间是相互影响、相互产生联系的。认清生存的世代传递本质，可以在面临个体死亡时更加坚定、勇敢和坦然，在生时更加有效而快乐地生存和发展，也会更加关注正气的积累和先进文化的养成，在死亡突然降临时内心感知到自我正气的传递和负责任的生的过程，内心会相对地坦然和"欣慰"。

　　人类一定是向着阳光进步和赛跑的，人体的衰老似乎是与年轻、阳光逆行的。死亡不可怕，快乐、正气是生存之本，快乐、健康、阳光的时间越长越好，病痛、不快乐、不阳光的时间越短越好，这样既快乐了自己也快乐了别人，这也是当今比较时尚的功能医学的生死认知和新的理念，它有助于人们坦然地面对死亡。

　　从心理层面认知，人天生是怕死的。人出生后在生的早期一直缺乏安全感（本质上是怕死）；在不断成长和开悟后面对美好的生活和难舍的各类情感就更不愿死去了。从这一层面上认知：人的一生核心竞争力之一就是面向死亡的能力。向死而生的能力越强，生的效率越高，生的质量和状态越美好，我们获取快乐和幸福的能力会越强，因为我们可以坦然面对最坏的事情（死亡）时，任何事情都相对地快乐了。向死而生是勇敢者的"游戏"，是开悟人生的最高智慧。人类的思想和文化（也是社会的基因）向何处发展真的不好确定，但正气、快乐、发展与进步、健康的导向应该是明确的。向死而生，快乐而有效地生存、发展与健康，是开悟状态下的必然选择。

　　向死而生，有效而快乐地永葆世代的正气，人间健康是至茄！

四、坚持第一原理思考，重新认知八一军魂

风雨飘摇，百年羸弱

民族的身心屡遭涂炭

历史的记忆和辉煌

呼唤中华儿女当自强

八一的南昌吹响战斗的号角

在抗争中锤炼民族的坚强脊梁

土地革命您经受住了孩提时的艰苦磨难

书写了两万五千里的旷世辉煌

抗日和民族解放您经受了多维的磨炼

不断超越使你更加自信和坚强

您用您的魂击败了列强的钢铁碾压

一次次用胜利筑固民族强大的身心脊梁

和平年代的多维历练

给军魂插上科技和效率的坚强翅膀

为人民服务，军民鱼水情

永葆魂魄不衰更坚强

您恩威并济

人民的最爱、敌人的最恶

您注定站着死不能跪着生

是民族屹立不屈的保障

八一军魂

在血与火的洗礼和不断胜利中铸成

欺霜傲雪、咬钉嚼铁

是外敌胆怯和失败的魔咒

坚持党的领导，

纪律严明、服从指挥

舍生忘死、舍己为人

敢胜、能胜、必胜！

军魂永铸

军魂世代飘扬

愿军魂这一百年锤炼出的大国复兴的主要基因

保佑中华民族在多维、残酷的世界里

砥砺前行、勇往直前

健康生存和发展

永远正气飞翔！

五、空灵之美

歌唱是我一生的爱好，虽唱得不好，但乐在其中。世界权威机构的统计结果显示：歌唱是第一有助于健康的运动，因为它既有理论又注重实践，虽内容相对单维，但涉及的规律与其他领域是相通的，处理得好就是效率人生的缩影。如果在喜爱的前提下产生兴趣，并一直坚持多维实践（如歌唱、作词、作曲、音乐和歌唱鉴赏等），并把它们贯穿到日常生活中，既快乐了自己，又可以在短期内养成多维智慧的好习惯。

也说不上来是从什么时候喜欢上空灵的声音，也不知什么原因喜欢并实践空灵式的歌唱，就是觉得好听，最近因为自己崇尚多维智慧，在多维的前提下深入思考一下空灵，感觉到了空灵之美的内在本质。

空，有实而非实也；也有空者，谓离一切烦恼故。空是人在繁杂的现实社会中的一种境界和心态。

灵，精神、灵魂等，也是一种情感、心境的体现。

空灵，应该是指人们超越凡世、超越俗事、回归自然等的一种感知和心态，是人最高层次心理需求（自我超越）的具体体现，是一种开悟、渴望高贵灵魂的现实追求。

人们为什么喜欢空灵的声音，可能有以下几层含义：

（1）残酷而现实的社会里，人们习惯和听惯了比较基础上的实声，现今先进的歌唱好坏判定标准最主要的就是比较基础上的腔体共鸣的大小，比较中才能提高，比较中才能进步，但腻而换之可能是人的另一本性之一，寻求多维突破一直是人类社会螺旋式发展的主旋律。

（2）人的一生一直在比较环境中生存和发展，但未必健康。当人们认识到健康的重要性、健康是人类第三大主题时，自然不自然地会对比较环境产生一定程度的厌烦，会对那种具有共性又有一定高度的东西产生共鸣，也是希望共同进步和健康的人类心理的一种潜暗示，因为社会需要这样的新标准和新实践。空灵就具备共性和高度。一些人会对空灵的声音本能地产生好感和喜爱，因为它符合内心深处或潜意识的心理脉动；另外一些人会主观能动地寻找这种声音（有意或无意），因为它就是好听、使人愉快的，追求快乐和美好是人的本能；极少一部分所谓"先行者"会下意识地引领空灵的实践，因为现实的烦恼和低层次的轮回需要进步式的新实践，需要在乐观对待现实生活和世界的基础上，寻找有效措施，一起跨越时空地开悟、快乐和健康，空灵的心理和生理实践可以帮助养成多维（如高低、缠脱、静止与运动、美与丑、善与恶等）的正向高水平和好习惯，有助于正气的积累和有效实践。

（3）人们在声乐上已经认识和正在实践真声—真假声（混声）—假声，并在此基础上追求科学、共鸣、高贵的空灵的声音，这是对真、善、美的追求，是渴望自己与自然和社会和谐、统一、共同进步健康的灵魂的呼唤，是人性本善的最好诠释。现今社会，急需空灵的声音，愿空灵之声跨越时空，正气飞翔，愿空灵之美引导我们有效走向至真、至善、至美、至简的康庄大道！

空灵之美永恒！

第二节　辩证思维应用实例

一、以辩证思维方式看待人类发展过程中出现的新生事物对健康的影响

一种生活习惯的改变或新生事物的出现到底对健康是好是坏，需要未来大样本群体调查证据去证实，并要用发展的眼光辩证对待。而现今人类恰恰只重点关注新事物及其部分成分当下对健康的好处，或对经济发展的好处，而无耐心做群体的、长远的观察，那么必然导致自欺欺人的结果。有许多例子可以证明这一点，其中现代生活习惯的改变导致心脑血管疾病及癌症的发病率和死亡率增加就是一很好的佐证。现今，以心脑血管疾病和恶性肿瘤为代表的复杂重大疾病，其发病率和死亡率逐

年上升，已经成为影响人类健康的第一杀手。20世纪初，人类对复杂重大疾病缺乏深入的认识，缺乏有效的防治方法和手段。随着生命科学、医学、生态学等的快速发展，人类通过对大量研究结果进行归纳、演绎、分析、综合和抽象，逐渐认识到：人类的发展伴随着生活环境的恶化、人口逐渐老龄化和生活方式的改变（生活节奏快、精神压力大、营养过剩、高盐摄入、久坐缺少锻炼等），现代的复杂重大疾病绝大多数都是社会生产力的发展伴随的环境污染和新的生活方式导致的生活习惯病和生态病。社会发展和进步是一件好事，但辩证地看：任何先进的东西，如不发展、辩证地看待它、认识它，就会随着时间的推移犯错误，这正符合辩证思维所涉及的思维的逻辑与历史的进程相一致、历史是逻辑的基础和内容、逻辑是"修正过"的历史的本质。另外一个例子是关于牛奶的。据国内外牛奶营养专家多年研究证实：牛奶具有防止心脑血管疾病、抗肿瘤、增强免疫力、预防骨质疏松、抗疲劳、美容及帮助睡眠等作用，长期以来已被人们广为采纳并用作健康促进食品，甚至有人觉得牛奶好处多多，把它当饮料饮用。但从20世纪末起，关于牛奶"危害"的研究不断出现。人们逐渐认识到：大量饮用牛奶会增加卵巢癌、乳腺癌、前列腺癌和糖尿病的发病率，并更容易引起骨折等。人类发展到今天，随着认知水平的提高，很多观念是要改变、很多新认识是要牢记的，特别是那些用血的或健康的代价换来的新认识必须要有交流和实践的机会。以上两个例子说明人们在长期生产、生活实践中已经总结和养成了辩证思维方式，它必将影响人们今后对新生事物的认识。例如，关于转基因食品问题，尽管很多专家从科学的角度宣传它的无害性，但到目前为止没有可信的证据证实长期食用此类食品对人类健康的影响，如果贸然大范围、长期大量地食用此类食品，人们是有理由怀疑它可能的危害的。虽然可以说人们现阶段以发展和生存为主，转基因食品可以帮助解决发展过程中的粮食需求和生存等问题，这里暂且不论转基因食品赞成方和反对方谁对谁错，但是，本着尊重的态度，我们应该允许这种辩证思维想法的存在。其实，从思维层面讲，这是认知水平和态度问题。人们只希望在新事物出现时，更多关注它们对健康的影响，在科学的证据和方法指导下促进社会和健康的发展。如果一件或一类事情一再被事实证明它们可能是错的或是存在问题的，我们还要坚持既定的做法，特别是冒进、极端的做法，那就值得商榷了，或是所谓科学的东西从系统、发展的角度来看可能就是相对伪科学的。是否食用转基因食品是群体和个人的选择问题，哪怕群体做出了选择也要尊重个体的意愿。

二、用辩证思维思考《关于加强临床使用基因测序相关产品和技术管理的通知》

2014 年 2 月 14 日中华人民共和国国家食品药品监督管理总局（CF-DA）和中华人民共和国国家卫生健康委员会联合出台了《关于加强临床使用基因测序相关产品和技术管理的通知》（以下简称《通知》），叫停了很多从事基因检测的相关企事业单位。《通知》发布后引起了全国相关行业、企业和研究单位的一片混乱，在短时间内人们把注意力聚焦到基因健康产业，也引起了一场关于基因健康产业在我国如何发展的争鸣，人们普遍感到基因检测的严冬来临。辩证地看，这一现象从另一方面反映出基因健康事业在我国已有相当基础，如果能借助这场讨论提高人们对基因与健康相关内容的知晓度，梳理和弄清基因与健康事业在我国快速发展的整体思路和具体内容，规范相关产业内容和标准等，可以把人们的普遍担忧转换为发展的动力，可能变"坏事"为好事，对促进我国基因与健康事业的发展也会起到事半功倍的作用。

随着经济的快速发展和人们生活水平的不断提高，人们及整个社会对提高健康水平的需求在不断增加，这是社会文明发展的必然。自 20 世纪后期生命科学快速发展，特别是 21 世纪初人类基因组计划的完成，加快了基因组与健康事业发展的步伐，近 10 年来基因组与健康事业的发展势如破竹，研究成果大量涌现，一个个与疾病相关的致病基因及变异被不断确定，使得人们通过基因检测对疾病进行早期诊断、患病风险预测、药效评估及在此基础上进行早期个性化健康干预成为可能。有专家预测，基因组与健康产业将成为新的经济增长点，预计在 10 年左右的时间，将成为一些国家和地区的支柱产业，并将带动包括基因检测、遗传分析、遗传咨询及基因导向下健康管理等新兴事业的快速发展。从全球来看，基因健康产业发展势头凶猛，特别是在一些发达国家已经广泛开展，给我国起到了很好的示范作用。我国基因组与健康事业起步虽相对较晚，但近些年的大量研究成果已为我国开展相对广泛、深入的基因组与健康事业打下一定的基础。为了促进我国的经济及健康事业的快速发展，加快创新中国的转型，国家有必要制定相关政策和法规等，以确保基因组与健康这一"21世纪"最具引领性朝阳事业在我国的健康、快速发展。我想国家CFDA和卫计委联合出台的《通知》正是出于这些目的而制定的。我认为《通知》的制定应站在国家基因与健康产业战略发展的高度通盘设计，并有助于产业的发展。现今社会处于知识及信息呈指数性发展阶段，做任何大事情前必须做好战略层面的整合"务虚"工作，这样可以避免少走弯路。关于基因与健康产业战略发展规划，应由国家相关部门组织各方面专家（包括相关领域科学家、企业家等）在充分听取各方意见，分析、归纳、总结行业发展的规律的基础上联合制定。基因与健康事业涉及的技术主要包括以下几个方面：基因检测技术、遗传分析技术、遗传咨询技术及基于基因健康信息学基础上的基因导向下健康管理技术等，从长远发展的角度出发，可能还包括基于基因健康信息学及移动互联等的接口DNA and Health技术（主要是服务、大数据收集等方面技术）。《通知》只涉及基因检测技术，因此，也产生了诸多困惑。因为基因与健康事业涉及的技术方面较多，是一个系统工程，并且每一种技术间存在明显的上下游的关系，牵一发而动全局。此外，正因为基因与健康事业是一个系统工程，所涉及的相关点较多，这些系统创新工作要求细致、全面，只寄希望于少数几个团队或企业进行是不可想象的。近些年，我国渐渐涌现出许多针对不同点进行创新研究并具有特色的研究团队和相关企业，初步形成了百花齐放、百家争鸣的局面，这是一件好事，是广大相关工作者多年努力的结果，我们要珍惜这一来之不易的大好局面。因为在这些技术中基因检测技术处于最上游，是开展其他工作的前提和基础，所以就不难理解这次《通知》的发布后为何会引起如此广泛的反响，同时产生不同的解读了。不同解读至少包含以下几个方面：

（1）《通知》规定今后基因检测只能在国家规定的少数机构进行。那么处于基因健康产业中下游的创新团队或企业将面临转型、倒闭或强制性重组的压力，从长远来看，肯定会在不远的将来出现几家可以从事基因与健康整个技术链条相关工作的平台或公司，这对促进我国基因与健康事业的快速发展是有利的，但近期会造成行业混乱、打击系统创新积极性等负面影响，不利于短期内打造经得起市场考验的集群式发展模式，也有人为制造垄断及谋取利益的嫌疑。

（2）《通知》只是想规范基因检测行为，以利于基因与健康事业的健康、快速发展。我想持这种意愿的人居多，目前，我国在基因检测应用方面确实存在很多问题，CFDA 和卫计委联合出台相关法规和政策，规范相关行为和技术标准是必定的，但我觉得在事业发展初期，准入条件要适度放宽，就好像 WTO 谈判一样，对于发展中国家的准入门槛不能太高，这样不利于发展中国家的发展和利益维护，又好像我们做 GWAS 研究一样，根据经费状况采取的两步法筛查策略，第一步筛查标准不能太严格，否则会漏掉很多真正有意义的基因和位点。《通知》的发布最终达到使一些有发展潜质又不是国家指定的团队或企业面临诸多发展限制的结果，我想应该是违背《通知》发布的初衷的。《通知》只涉及基因检测相关仪器、试剂等，就这一方面，我觉得我们可以参照美国的经验。在 FDA 认证之外，美国还有一项临床实验室改进修正案（Clinical Laboratory Improvement Amendments）标准，只要对应实验室的人员执照齐全，而且通过了政府认证的严格质量管理，就可以对外提供自己验证过的收费临床服务，这样既规范了基因检测相关的行为，也可更广泛照顾到相关企业的利益，促进相关企业无限靠近科学、可持续性的发展道路，从长远来看有利于我国基因健康产业的快速、健康发展。

（3）《通知》只对基因检测相关仪器、试剂进行规范要求，对其他如遗传分析、遗传咨询及基因导向下健康管理等技术有无要求？正如上述，基因健康事业从技术层面按上下游关系大致可分为基因检测、遗传分析、遗传咨询、基因导向下健康管理等诸多技术。因为前期大量的投入，目前，我们国家所采用的基因检测平台可以说是同步世界最先进技术，因此，检测技术在我国相对成熟，规范起来相对比较容易；而站在整个技术链条来看检测什么基因位点、检测结果如何分析解读、如何阐明缺陷基因与环境和生活习惯之间的关系以期达到有效的基因导向下健康管理等是相对更重要、更难的问题。正如有专家预测：个体全基因组测序成本在不远的将来会降至 1000 美金，而海量遗传信息的翻译、解读工作则需要 100 万美金，因此许多具有发展、前瞻性眼光的人士把主营业务转为从事遗传分析、遗传咨询及基因导向下健康管理工作。目前，在我国基因检测行业从事产前检测、药物基因组相关检测的较多，究其原因是相关基因比较确定，但也存在在知道确切疾病相关基因但缺乏中国人群基因变异数据的情况下就开始检测（而不是从事研究）的现象；另一方面，针对复杂疾病的易感基因检测，几年前"谈虎色变"，虽然近几年有所改观，但还是相对不被看好，究其原因是因为它太复杂，研究不透。随着近些年来一些复杂疾病的主效位点被确定，多基因遗传病 GWAS 研究及相关位点的元分析研究结果的不断涌现，以及遗传分析模型的不断创新，已为复杂疾病的基因检测、遗传分析打下了坚实的基础。因为复杂疾病的发病率及致死率高，所造成的社会危害大，我倒觉得针对复杂疾病的基因检测、遗传分析、遗传咨询及基因导向下的健康管理更需要我们勇于探索、创新及实践，国家有关部门要加大相关研究的投入力度，鼓励对研究"艰难区"的探索和研究及实践，制定有利于创新型团队和企业发展的政策。位点选择的标准及准入门槛要相对放宽，只有这样才利于往创新性中国的转型。

（4）《通知》中所涉及的试点单位是怎么选定的？是否有利于整个基因与健康产业链的发展？我觉得要考虑到整个产业相关的不同链条及特点而选定试点单位。对于上游链条点，如基因检测，站在事业发展的角度指定单位不宜集中，要宽泛，只要达到规范条件的都可以做，这样更有利于整体基因健康事业的发展。反倒对从事遗传分析、遗传咨询及基因导向下的健康管理的团队和企业更应高度重视。我把基因检测技术比作基因健康事业的"硬件"，那么遗传分析、遗传咨询及基因导向下的健康管理就相当于基因健康事业的"软件"，规范的硬件要便于大家的使用才能促进行业的发展。软件部分决定事业发展的内核，国家应广泛了解各个链条点的情况，集中优势力量进行检测位点选择、优化、遗传分析模型验证等工作，为我国基因这健康产业集团式快速发展奠定基础。

第三节　创新思维应用实例

一、创新思维求文化发展

文化作为社会的基因，可以一代代遗传下去，并从本质上影响个人和社会的健康。所以文化的不断发展和创新至关重要！我认为如果不解决文化带给健康的影响问题，所有的健康的检测、评估和干预都是相对治标而不是治本。我比较赞同国防大学战略研究所原所长金一男教授成功不仅需要内部动力，也需要外部压力的观点。中国古代历史证明：中华民族有一个特点，就是在发展过程中，只要内部团结，外部压力对我们而言反而是件好事，可以使我们奋发图强，锐意进取，由于我们的体量、民族特有文化（如包容、压力下开放、好学等）等原因，渐渐会达到世界生产力发展和文明进步的"顶峰"；也由于我们累积的特质文化的影响（如缺乏自省、重稳轻革新等）等原因，会渐渐地衰落。面对这一历史问题，我们要认真思考，发挥多维智慧的优势，不断创新，在实践和经验的积累基础上，创建出更加先进的文化。比如，改革开放后的经济特区设置，香港、澳门特别行政区的设置，最根本的是一定要坚持改革、开放，并要作为长期的国策，要虚心学习世界上各种文化的优点和长处，摈弃故步自封等习惯，在稳定的基础上，要允许对国家、对世界产生正能量的思维和实践的存在，要唤醒民族的自我意识，做到理性的复兴、人性的复兴，要做到敢于批判、怀疑，养成自省的习惯；敢于打破常规，修正传统的禁锢民族理性的非理性、非人性的东西。只有这样，中华民族才能实现真正意义上的伟大复兴。最近习近平总书记提出的一带一路、共同发展的倡议是锐意进取、有助于世界和谐发展的壮举，是站在国家和全球的视角上谋发展的多维智慧的结晶，是一伟大的创举，它必将指导和引领我国和世界人民不断走向和谐、健康、文明发展的大同之路。

二、个人和群体发展的离心圆点轨迹法则

我们每个人或群体经常与别人或别的平台进行比较，比较平台的大小，比较发展和所谓成功的效果，导致经常陷于不能自拔的矛盾、失望和痛苦之中。

其实，我们每个人或群体都像离心圆不同层面上的圆点一样，都有属于自己的位置，而圆点的引力就是阻碍我们健康生存和发展的负气吸引力。当别人在离心较近的层面上把自己的圆点做大时，不要盲目不自信地比较和羡慕，我们要潜心积累、修炼，哪怕我们的圆点不是很大，但它有可能能量大，离心的层面更远，抗负气吸引的能力更强，甚至我们可以在更外层的轨迹上把属于自己的圆点做大做强！

离心圆的散点轨迹法则可以帮助人们克服因低层次比较而产生的发展和健康的停止不前或倒退，可以避免现在社会普遍存在的"内卷"现象，可以帮助人们摆脱不自信的心理，不断开悟，不断进取向前！人这一生是不断开悟的一生，做不断进取、开悟的自己，沿着自己高贵、自由、正气的圆点轨迹活出自我，是多维、灿烂人生中最美丽的一道风景！

三、多维智慧看待极简生活

如上所述，创新性思维主要包括差异性、探索性、优化式和否定式创新思维等基本类型。坚持第一原理思考，本质上讲几乎所有创新性思维都离不开多维智慧，多维智慧是最重要的创新智慧。只要我们养成多维思考的习惯，在社会实践中遇到问题时，就会寻找以新颖独创的方法解决问题。通过这种多维思考，能突破常规思维的界限，以超常规甚至反常规的方法、视角去思考问题，提出与众不同的解决方案，从而产生新颖的、独到的、有社会意义的思维成果。21世纪只要坚持多维智慧，创新机会随处可见。

最近，读到一篇关于极简主义生活方式的一篇文章，文章提倡在信息化时代人们要舍弃生活中不重要的90%，不求拥有太多，只求拥有有质量的快乐、幸福和健康。其实极简主义是信息化时代的必然产物，是新世纪人们必将学习和实践的一种新的、适合社会发展和人类健康的生活方式。但在现实生活中人们会发现：很多生活简单的人并不快乐、健康，这是为什么呢？多维智慧思考极简，发现极简的本质是思维的极

简，即看问题要在多维智慧基础上，看清事物的本质；同时还要根据自己的能力尽量降低日常思考和行为的维度，所剩的维度应该是最重要的，最好与自己和社会公认的目标、价值观和健康快乐观相吻合，这样才能产生高效率、相对持久的快乐、进步和健康。人的一生面临着生存、发展和健康三大主题，环环相扣，缺一就不完美。如果把简约生活简单地理解为单纯的形式上简单的话，就会因为遇到残酷现实生活的考验时由于思维和实际能力的不足而造成实际的低效率、不快乐和不健康。坚持多维智慧，实践并养成科学的降维能力，通过不断修炼，使自己的高目标、高能力、高情商和健商高度统一，应该是 21 世纪信息化时代极简生活的本质。要在生活实践中开悟，在开悟状态下极简。

四、健康是生存和发展的进步式平衡器

自古以来，人类社会就面临着两大主题：生存和发展。在发展过程中，随着不断开悟，人类已经逐渐认识到：世界由物质、能量或信息组成，物质、能量和信息都是守恒的。这一守恒规律延伸至人类社会，我觉得最根本的就是社会（无论是个体还是群体）都应该是进步式平衡的。发展和进步是一把双刃剑（无论是对个体还是群体），发展的同时，一定要给人类一点时间去进行灵魂的思考，以保持人类灵魂和发展、进步间的匹配和平衡，一旦这一平衡被大幅度打破，就一定会遭到多维的"惩罚"。

从个体健康的角度看：健康的最高境界就是进步式平衡。举两个具体的例子说明。一是随着经济的发展和文明的进步，人类的疾病谱发生了根本性改变，由一个世纪以前的以感染性和传染性疾病为主，转变成现今的以癌症和心脑血管等复杂重大疾病为主的方向上来。而现今的复杂重大疾病几乎都是文明进步病，是伴随生活习惯和环境的改变而形成的，虽然有点令人吃惊，但确实是本质性的。人类在长期的发展过程中，进化出了很多饥饿或非开悟状态下的基因和与之相关的适应信息网络，随着快速的发展，原先的基因和信息网络还没有很好地适应过来（主要是因为进步是多维的，认知是相对单维和滞后的），赶不上进步和进化的"脚步"，就出现了现今大量的所谓"文明病"。由此可见，开悟和灵魂思考基础上的适应性平衡多么重要。二是人的表皮和与外界接触的胃肠道等都存在大量的微生物（如病毒和细菌等），身体的各个

器官都一直处在慢性炎症的状态下，大量的科研成果已证实：慢性炎症状态是引起多维的复杂重大疾病的最重要原因。人们要想保持健康，就必须少摄入和及时排除病原菌和毒物等，并要多维适应，以期提高免疫力，在持续的慢性炎症状态下达到正向、健康的平衡。这也就给人类一个警示：每个自然界的或社会的新的平衡被打破，进步式的平衡一定要跟上，满足一时欲望的需求，而无多维的适应措施和进步，一定会受到"惩罚"。另外，进步的同时，严重违背了原来的"原始规律和平衡"也未必健康。

健康理念的提出，特别是把健康理念由个体健康引申到社会的健康，使得人们发现：健康可能是人类心理最高层次的心理需求。此外，人们会逐渐认识到：健康既是生存和发展的终极目标，也一定是人类个体和群体生存与发展的进步式调节器和平衡器。多维而深刻的健康认知，有助于人类的多维思考，有助于在快速成长和进步的同时，有效明确正气发展的方向。

健康生存和发展正在或必将成为人类社会发展的终极目标！

健康！健康！人人需要你，社会需要你。

五、兄容弟恭

前一阵在网络上看见一个广告语：兄恭弟谦，引起广泛争论。几乎所有人都认为没有听说过这句话，并且其有悖于中国传统的伦理道德。

传统的说法应该是兄谦弟恭，即兄长对弟弟谦让，弟弟对兄长恭敬，或也可以说成兄友弟恭，即兄长对弟弟友善，弟弟对兄长恭敬。我觉得这两种说法从心理和发展的角度讲是符合客观规律的：一般情况下兄相对于弟开悟早些，社会经验多些，在对很多事物的认知上处于优势，因此从敬畏真理的角度应该是弟恭；从敬畏生命的角度也应该是弟恭兄友或兄谦，这样才能体现秩商和对生命存在时间维度上的尊重。另外，兄友或兄谦也有利于和谐生存和发展，也是敬畏生命、敬畏健康的一种体现，这样也能最大限度地满足各自健康生存和发展的心理需求。而兄恭弟谦，即兄长对弟弟恭敬，弟弟对兄长谦让或谦虚，虽然辩证地看可能在一定情况下适合，但大体上讲是有悖于中华民族传统道德习惯的，也不利于健康有效地生存和发展。

但针对任何事物我们都必须坚持多维智慧，用发展和变化的眼光去看待它。我觉得"兄容弟恭"不失为一个好的新名词，理由如下：①人生就是不断开悟的过程，因为自然界就是一个大而多维的信息场，任何相对单维的知识和实践的积累一旦固式化，就会偏离多维的本真。为什么说有容乃大，就是说真正的强大是多维智慧基础上开悟式的认知和包容，它是修炼和进步的结果，既然兄长开悟得早些就应该有相对包容的意识和气度。②从心理学角度讲，人的本性是取得优势以满足实现优越感的心理需求，而人为什么要修炼，就是为了要实现群体基础上的健康生存和发展，往往修炼是逆个体欲望而行的，容不是先天就具备的，它是修炼的结果，所以，兄容是进步发展的，它具有进步和修炼的取向，会更加有效和有利于敬畏真理和生命。兄容弟恭既可以尊重时秩，和谐相处，也可以避免非发展和进步式思维习惯的养成，它是敬畏正气的。③生活实践的感知。任何新的理论或概念等都必须要经过实践的检验，否则只是空想或梦想，也缺少实际说服力。最近有几类事深深打动了我或使我感觉到深深的温暖。在与我的歌友相处时，很多兄弟姐妹都很体贴、包容，与他们交流时我经常能够感到高能力、高情商基础上的渊博、自信和包容，与经常遇见的教导、强势、道德或标准审判等感觉真的不一样，在我心里产生发自心底的恭敬和喜欢，这种正气效应是巨大的，也使我感觉到兄容的力量。最近几年因为认识到了思维能力的培养比知识和经验的灌输重要得多，因此在大学里我开设了思维培训课，在讲课中我深深地体会到：只要敢于放下架子，放下所谓的自尊，参与到学生的讨论、交流中去，每次都会从学生那里感悟到思维的不一样和新鲜感，都有或多或少的收获，并真的感觉到了避免思维的局限性和相互学习的重要性，体会到后生可畏，也体会到了顶级的教育不是单纯或单向的知识和经验的灌输，而是教育中师生间的相互学习、相互促进和相互开悟，这也符合多维智慧的本真，长远来看，也才能获得学生长久的尊敬和爱戴，会更加有效地开悟自己、开悟别人。

21世纪，坚持多维智慧，任何既成的事物都可以发展和创新。养成敬畏真理、敬畏生命、敬畏正气的好习惯，兄容弟恭，和谐健康地生存和发展。

第四节　基因组、快乐、幸福思维应用实例

一、应用基因组思维指导散发性结直肠癌候选基因确定及相关分子互作机制研究

散发性结直肠癌（sporadic colorectal cancer，sCRC），是一类没有明显家族遗传倾向和家族史，由大肠黏膜上皮起源的恶性肿瘤，其患病比例约占结直肠癌（colorectal cancer，CRC）的 70%[33]。随着我国经济的发展和人们生活方式的转变，CRC 的发病率和死亡率有逐年上升的趋势，正成为威胁人们健康的又一主要因素。据 2015 年中国癌症统计数据显示，自 2010 年起，恶性肿瘤已跃居我国主要疾病死亡率的首位，其中 CRC 是我国危害最大的五种恶性肿瘤之一[34]。由于 sCRC 早期症状表现不明显，常被漏诊、误诊而延误治疗；同时与遗传性结直肠癌的早期防治相比，目前缺乏一些直接用于疾病风险预警和早期诊断的明确遗传标识[35]。sCRC 等非遗传性肿瘤的发生、发展主要是多步骤、多基因体细胞突变的累加过程，因此，系统、全面地从全基因组范围内筛查、验证并确定 sCRC 新的候选基因及标识物，并进一步开展相关分子作用机制的研究，将有助于进一步认知 sCRC 的分子发病机制，为sCRC 预防和靶向干预提供可靠的理论依据[36]。

相关研究设计思路如下：①在基因组思维指导下，运用基因组学相关方法和手段筛选 sCRC 新的候选基因。选取几例癌组织和自身正常组织，提取基因组 DNA，运用基因组测序或外显子组测序技术筛选出癌组织特异新的功能缺失、获得位点，或提取相应组织 mRNA，运用表达谱芯片技术，筛选出癌组织明显差异表达基因。②对于多种筛选出的可能候选基因，通过相关基因的生物信息分析、相关基因在大样本癌组织表达情况分析和细胞表达情况分析等，降低进一步研究的维度，确定一个或几个重要基因作为进一步的研究对象。③分别运用体内体外实验确定新的候选基因的缺失或获得参与了 sCRC 的发生、发展。④对于确定

的新的 sCRC 相关基因，利用过表达或抑制实验处理细胞，采用转录组测序等组学方法，筛选出可能与新基因作用相关的下游基因群，通过比较分析等，筛选出有重要意义和统计学意义的节点重要基因，作为下一步下游信号通路相关研究基因，通过抑制实验等最终确定下游的信号通路基因参与了新的 sCRC 相关基因的信号传递和相互分子作用过程，以明确新的 sCRC 相关基因参与 sCRC 发生、发展的分子机制。

二、应用快乐思维消除烦恼和痛苦

日常生活中人们经常会因为工作压力、社交压力等处于一种疲倦、烦恼或痛苦的状态，很难产生和感知快乐。人们除了可以采取上述快乐思维习惯，如不纠缠、释怀、知足等方法外，还可以采取其他主观能动的方法去消除或改善烦恼和痛苦的状态。思维习惯会影响行为习惯，从而产生相应的心理变化或心理满足；反之，在思维习惯引导下，一些主观能动的过度的行为习惯也会在一些困难情况下，引起相应的心理变化并收到一定程度的心理满足效果。微笑是快乐的自然流露，实践证明，当一个人处于极度疲倦、烦恼和痛苦时，坚持几分钟过度提眉睁眼、主动打开笑肌和两侧嘴角向两旁咧开等动作，短期内可以产生一定的快感，如坚持长期实践，可以在相对难克服的疲倦、心烦等状态下产生一定程度的持续的快感。因此，只要人们有快乐思维习惯，在一些极端情况下是可以主动创造快乐的。

三、应用幸福思维主观能动地增加幸福感

日常生活中人们经常会因为工作压力、社交压力等处于一种疲倦、烦恼或痛苦的状态，很难获得幸福感。不过人们可以采取主观能动的方法去消除或改善烦恼和痛苦的状态，获得幸福感。思维习惯会影响行为习惯，从而产生相应的心理变化或心理满足；反之，在思维习惯引导下，一些主观能动的行为习惯也会在一些情况下，引起相应的心理变化并收到一定程度的心理满足效果，获得短暂的幸福的感觉，长此以往也会养成一种习惯，有利于身心健康。因为幸福来自主观的舒服和心理满足等，我的歌唱实践证明，人们可以养成一种主观且过度的行为习惯，即气沉丹田，身心放松，心念"舒服"，均匀深呼吸等，这种状态接近于人们感知到幸福时的状态。当一个人处于极度疲倦、烦恼和痛苦时，坚持做几分钟上述行为动作，短期内可以产生一定的满足和舒服感，如

坚持长期实践，可以产生一定程度的持续的幸福感。当然，如果养成好的歌唱习惯，在情舒、心悦的状态下实践上述行为习惯，将更加有效率地创造幸福和健康。虽然据统计，歌唱是最有助于健康的运动，但正确的歌唱习惯才能"实至名归"。因此，只要人们有幸福思维习惯，是可以主动创造幸福的。

第五节　生物信息化思维基础上的多维智慧应用实例

一、多维智慧看"秩商"

秩，古意从禾（俸禄）和失（次序），意指古代官员按照贡献大小排序领取俸禄。这里，"秩"特指人们按照事物的重要性排序做事或基于时间的前后顺序有度地做事。21世纪人们必须具有多维智慧，多维智慧是健康生存和发展所必需的。可以说多维智慧是情商的核心本质。自然界万物的发展都离不开时间维度和空间维度。秩是基于时间维度思考的结果，也是对空间维度各种不同事物基于其重要性等给予不同程度的重视和处理，以及不同时间次序处理的创新性思考的结果。

我觉得人们要有秩商，秩商是情商的重要组成部分和内容。秩商是多维智慧思考的结果，它需要我们养成第一原理思考的习惯，看问题一定要看清事物的本质，并降维地抓住主要矛盾和问题，简约和有效地处理问题；同时要尊重时间的前后次序，多维有度地处理好事物内和事物间的矛盾，和谐健康地生存和发展。

我们可以仔细观察一下：人们在现实生活中的不健康、不快乐或是做事的无效率是不是主要因为我们缺少秩商？该干的不干，不该干的多干、瞎干？不尊重已经存在的事实，超时秩地做事？

您想有个高情商吗？那就好好修炼自己的秩商！

二、秩商在素质教育中的应用

随着社会的发展和文明的进步，教育在我国又被提升到了空前的高度，教育是为社会服务的，那么社会真正需要什么样的人才呢？既往人们已经认识到了个体和群体一生的两大主题：生存和发展。最初人们往往是在惯性的心理（比较式心理）基础上寻求更好的生存和发展的，因此，比较式思维基础上的应试教育（或知识和经验的传播）和比较式思维盛行起来。应试教育和比较式思维的本质就是：别人能做的我为啥不能做，我为啥不能比他做得更好？这符合人的自然心性，在比较中也能进步和发展。但在这一思维的指导下，会产生很多个体和社会的不健康的现象，比如高分低能、高位低能、相对单维低效、单维不健康和单维社会矛盾突出等。随着人们认知水平的不断提高，在生产生活实践中人们逐渐认识到了德、体发展的重要性，几千年来一些教育圣哲们一直在传授知识和经验的基础上，也同时强调德、体的重要性（详见教育学）。其实，我觉得个体和社会还存在着与生存和发展同等重要的第三个主题，那就是健康！健康是人类多维的最高层次的心理需求。现今我国提倡的德、智、体、美、劳全面发展的素质教育方针的本质就是要培养适应个体和社会健康生存和发展的各类人才。虽然社会在不断发展，文明在不断进步，但健康生存和发展在现今的社会中却很难实现，几千年来先哲们的教育思想实践得效率不高，为什么会出现这种逆进步而行的现象？我觉得是个体和群体缺乏秩商导致的。

因为缺少秩商，个体和群体在发展过程中经常忽视了教育的本真和教育作为健康生存、发展之根的作用，虽然教育是为社会等服务的，但教育的本真是科学、多维、正气向着真理的开悟，如果为了现实的利益而脱离了教育的本真，必将事倍功半。因为缺少大爱、大德，缺少对自然进化选择的尊重（人是自然界的主宰）和对真理的敬畏等最重要的实践，教育经常被一小部分所谓精英和既得利益者当成自己的特权和显示尊贵的奢侈品，从而造成相对的全民不开悟，也使得教育的发展之路曲折、往复，甚至出现单维极致的发展现象。社会的信息场是多维的，任何单维的极致都意味着相对多维的限制或停滞，以及亡羊补牢的发展循环，造成发展之路的往复甚至一时的倒退。

几千年来一直都有智慧的圣哲们引领着教育的开悟之道，但一直被相对单维的当权者们所忽视，或虽然受到重视但因为缺乏大的、多维的思考和智慧（主要是基于统治者和利益集团的优越心理需求），或由于人开悟水平的巨大差异，导致在社会实践中群体往往呈现出越来越背真理和正气而行。

人和社会是不断开悟的，教育就是使人和社会不断有效、正气地开悟的过程，甚至教育是我们每个人一生的责任和义务，所以我们应该养成高的秩商，全民注重和尊重教育，把人的多维茂密的生存、发展和健康之树的根基——教育做大、做强，做得扎实牢固，这样才能开出多维的健康生存和发展的硕果！

结合社会现实，我觉得秩商在素质教育中的体现应该注重以下几点：

7—8岁前，因为孩子正处于发育早期，心智还不是很健全，最应该做的是让他们与自然、社会和自己玩耍，在玩耍中培养对自然界、社会和自己的爱，爱心的培养是今后一切正气的核心基础，千万不要人为地剥夺和压制了他们的童趣和多维快乐实践的机会；在基本生存和安全得到满足的前提下，让他们在快乐实践中成长，在实践中遇到问题尽量独自解决问题，有一个快乐的性格和健全的人格的良好雏形；这一阶段，成年人（特别是父母）要以正气的实际行动而非单纯的口头教导陪伴他们成长，让孩子们养成注重实践、事事身体力行的好习惯，言行一致是最好的教育实践之一，是敬畏真理的具体体现；这个时段知识和经验的学习也很重要，有助于开发智力，但一定不能忘记育人更为重要，否则本末倒置、单维发展，而单维的早期发展往往养成相对单维的思维习惯，不利于孩子们对多维社会的适应，也不利于今后有效地健康生存和发展。在孩子生命的最早期父母是最好的人生老师。要想事半功倍地培养孩子和培养社会的正气，社会上每个人都应该学习和实践教育心理和教育道德，这是对广义教育认知的必然选择。

8—18岁，这是孩子身体和情智快速发展期，也是一般的学校教育阶段，要注重孩子德、智、体、美、劳多维全面发展。这一时期，因为孩子们的思维能力还没有健全，独立思考问题和解决问题的能力在不断培养和提高，因此，教与学之间还是以教为主导，老师、父母、整个社会要有一个良好的敬畏教育的习惯和风尚，多维努力才能产生多维有效的教育效果；另外，这一阶段是集中时间学习前人总结出的知识和经验的时候，要在学习时注重启发式教学，渐渐地养成孩子强的思辨能力，因为这一能力是今后有效处理各种信息的大脑信息处理中心的支持系统，是有效开悟和实践的核心基础；要特别注重孩子不同时段生理和心理的特点，注重个性化的教育改革和实践，培养孩子对真理、生命现象和正气现象的正确认识和兴趣，养成正确的人生观和价值观，为今后发展过程中一切行为都能与良好的三观保持高度统一打下坚实基础，因为这决定了他一生的快乐和幸福，是高秩商的最大体现；鼓励孩子多参加社会实践，老师和家长要注意在实践中多创造一些有利于培养大爱、尊重、感恩、正气进取等的实践环境和条件，帮助和促进孩子有意识地认识内化和迁移，同时也要鼓励他们接触社会，在实践中、在安全感得到保证的前提下与社会不良现象做斗争，培养其爱憎分明的好习惯，因为社会复杂，要想良好地适应社会，必须早期养成多维、坚强、乐观的意志品格和良好的社会道德，这也是健康心理必须具备的。人是群居动物，要想健康生存和发展，必须养成相互团结、关爱、共同提高和进步的好习惯，教与学双方要相互尊重，密切配合，培养和挖掘每个人的个性化的爱好和潜质。世界卫生组织对心理健康的定义启示我们，要想达到心理健康，离不开适应能力的培养和锻炼，要多维接触，多维锻炼，多维和谐和进步。这一阶段的孩子因为情智还没完全成熟，做事往往是兴趣导向的，但他们接触信息和收集信息的能力极强，因此，要注重饮食、音乐、文学、影视等的正确导向，帮助他们在多维学习和发展的同时有效养成有助于健康生存和发展的好习惯。素质教育，除了知识和经验的学习外，更重要的是建立在多维信息基础上的育人教育，养成多维、正气的思维习惯，健康生存和发展将事半功倍！

18—30 岁，这一阶段人处于高等教育、职业教育或早期踏入社会工作的阶段，身体、情智已经成熟，已经具备了较强的独立思考问题的能力，往往人们对未来都充满着正气的好奇和美好梦想。我们要深入认清这种相对正气的心态和发展"优势"，有效和持久地培养向着正气奔跑的能力。在学习前人总结的高等知识和经验（主要是培养高等逻辑思维）的同时，更要注重独立思考问题和处理各种信息能力的培养，多维、主观能动地学习、实践和发展，养成系统、科学、全面的思维能力和行为习惯，要懂得多维基础上"降维"的重要性，因为它是多维世界里效率的本真，要注重第一原理思考、多维智慧、辩证思维和创新思维、系统思维和个性化思维、基因组思维和生物信息化思维、快乐思维和幸福思维等的有效养成，因为这些是多维世界里处理多维信息的有效工具，是效率人生、健康人生的"路由器"和"加速器"。另外在实践中要养成关注新生事物和对未知好奇、探究的好习惯，因为社会需要不断创新、进步和发展，发展是人类的一大主题。教育和健康管理都是贯穿生命全周期的有助于效率式开悟和健康生存和发展的核心内容，因此，这一阶段人们都要学习和懂点教育学、教育心理学、师德师风和一般的健康管理知识，这有助于素质教育和个体与社会正气养成的有效落实，这个阶段人们要结婚生子，要有跨越时空的责任感和义务，让良好的教育和健康之风有效养成并世代相传；要培养多维的兴趣（如艺术、体育、社会实践等），在兴趣驱动下多维积累和发展，真正主观能动地沿着德、智、体、美、劳的综合素质方向进步、发展，在多维学习和实践中养成良好的世界观、人生观和价值观，养成敬畏真理、敬畏生命和敬畏正气的好习惯，养成真、善、美导向的简约式思维和行为习惯；在智力发展的同时，培养高秩商和高情商，培养和锻炼对社会的适应能力，为今后有效地健康生存和发展奠定能力基础（21 世纪能力比知识和经验的积累更重要，它是个体间和社会竞争的核心）。这一阶段也是人们主观接触和适应社会的早期阶段，在多维实践中会遇到很多意想不到的问题，容易形成压力积累的现象，甚至会产生抑郁和焦虑等，这些是锻炼适应复杂甚至"残酷"的社会的能力的必然结果，要养成正确的压力观和发展观，不断多维地修炼自己，增强抗击打能力和养成坚强的意志品格，要有正确的"磨难"观，要懂得人一生的高度是和所经历的磨难的多少正相关的，要懂得在不断修炼、进步的基础上，在当时可承受的范围内压力式进步和成长的必要性和必然性，因为这一时段先天的适应回路最快捷、最健康，适应潜力最大。如当时不锻炼适应社会的能力，等到中老年时（适应的速度减慢，甚至适应的信息发生病变和阻断等）就会产生力不从心之感，影响快乐、幸福和健康的结果，也不利于一生的开悟。开悟应该是一生"旅途中"最幸福的一种感悟和体会，也是教育和修行的目的和本质，本真的东西往往更有助于效率和正气发展。总之，这一阶段需要人们快乐、勇敢、主观能动、好奇地探究社会和未来，在快乐中成长，在实践和磨难中进步，在正气导向下适应和发展自己与社会应该是正确的方向。

30—60 岁，这一时期是人们的主要工作期和参与社会实践期，它具有一定的强制性，因为人既有自然人也有社会人的属性，因此情商有时显得比智商还重要，因为它是处理复杂社会信息的核心枢纽。在这一阶段，人们既要生儿育女，履行对子女的教育义务，又要参与社会实践并在实践中不断学习、不断自育，是广义教育（学校教育加上非学校教育）的重要实践期，从心理层面上讲也是顺人性和逆人性激烈碰撞，在相互矛盾和实践中调节的关键期，是人们多维（社会、自身等）开悟的社会实践期，也是影响健康生存和发展的关键期，对于人们有效实现教育的本真目的——健康生存和发展，处理好与社会、与自己的关系至关重要，也是修炼、提高和显现秩商的好机会。

我觉得秩商主要体现在以下几个方面（主要集中于相对较新的内容）：

（1）在认知上一定要提高到健康基因为本、信息为本、健康的三种关系思维这一高度。人们要认识到一生中相识既是缘分，也是有着"亲缘"基础的，即我们对周围朋友的态度和行为表现是可以影响到他们的基因表达水平从而不同程度地传递下去的，反之亦然。人们间既然有这么亲密的本质联系，就会使我们在相对亲切的基础上愿意做些亲切、正气的事。缘上加亲，有助于积极地促进相互尊重等，有助于良好心态的养成。良好的心态是解决健康相关问题的最高秩商的体现；自然界就是一个多维、复杂的信息场，是否健康从本质上讲，与我们是否有效管理好相关信息有关。人们在认知上要提升到信息管理这一高度，有效管理才能出效率、出健康。要想健康生存和发展就必须养成教与育的好习惯，要懂得人的一生面临着三种关系：人与自然、人与社会及人与自己的关系，处理好这三种关系（三种关系思维），人们就会无限趋于健康。三种关系思维有助于有效管理好相关健康信息。

（2）在这一相对较长的社会实践中，人性的比较性思维惯性既是我们进步的动力，也是我们给自己制造多维矛盾和不和谐的基础，它是一把双刃剑。在实践中人们会逐渐认识到相对逆人性修炼的必要性，智者一般都有先知先觉的本领，越早逆着人性修炼越能有效获取健康，也有利于您的生存和发展。这些修炼包括多维思考（追求单维的极致或优势对于社会未必全是正气的，大多数都会有气场绑架基础上的负气影响，并与所谓能力的大小成正相关，因为趋向真理和健康的人少之又少）、节制、正气认知和导向、尊重和大爱实践等，我们既要满足人性又要限制人性，因为多维的世界里人性也是呈现多维的，如不在正气的共识文化基础上发展多维，就会像无数脱缰的野马和猛兽一样，走向自我毁灭，因为作为最高等级的动物，人类潜在的能力比虎、狮等猛兽要强得多，建立有助于共同发展的共识文化很重要，它决定着正气的方向，也是有效多维开悟、自由发展的前提。工作时一般通过上下级和规定等进行所谓气场绑架，因为它是有效工作的基础，但也要尽量避免缺少多维交流的单向气场绑架，要养成水性思维的好习惯，多交流并要富有成效和效率。由于这种工作性质决定了人们在日常业余生活中对这种气场绑架的厌烦，所以不同场合要有不同的处事方式，在业余生活中尽量避免无助于平等的强气场绑架。人们在业余生活中喜欢独处就是对多维气场绑架的一种本能"逃避"，这是自然人的本性，也是灵魂升华的好机会，要养成平行思维的好习惯，就事论事，少些炫耀自我能力的非平行和非健康的单维的比较式交流。

（3）要注意度的把握。度商是情商的重要组成部分，它和秩商相辅相成。秩商和度商必须和年龄特点与个体差异相统一，否则会事倍功半。比如在更早的时间段谈度商可能会淹没年轻人奋进、追求的步伐，最好的状态是人们在高认知基础上的自我主动、多维、自然地选择和实践。度具有很强的调节功能，它可以将激烈的冲突和矛盾降到最低限，同时它也是不断进步和发展的缓冲剂。在这一阶段占据主流的度应该是在一定压力基础上的让人不产生厌烦、相对"舒服"的度，因为它可避免平庸和不进取，可以实现教学相长，但也要审视把握，个性化地"度"量别人的快乐和需求。

（4）这一阶段是教育的社会实践期，也是决定社会正气走向和积累的关键期，因为人们上有老下有小，都处于权力和社会各阶层的具体实践期，人们的行为和思维习惯对当代和下一代都会产生巨大的影响，人们应该有跨越时空的责任感和义务，多维修炼、正气进取，与我和忘我，把教育之火炬顺利、无愧地传下去。

（5）这一阶段也是最易透支健康、谋求相对单维生存和发展的时期。人们要有正确的生存观、发展观和健康观，要在提高健康意识的基础上，关注自身和社会健康，把生存、发展与健康高度统一起来，把握好生存、发展与健康各方面的度，在健康中前行，在进步中健康，在进步、健康中有效实践和发展教育。要在修炼情商和秩商的前提下快乐地与社会接触和交流，同时也要养成独处的习惯，因为它是灵魂升华的加速器，是多维快乐和幸福的源泉，可为老年的快乐和暮年的超脱打下思维基础。

三、多维智慧看教师在社会中的作用

现在广义的教育指贯穿生命全过程的教与学，它是社会积累正能量的有效手段。我觉得整个社会要想有效积累正能量，健康生存和发展，必须提高教育意识，人人参与到教育的社会实践中去（因为人的一生在不同的时段都要肩负起教育的责任和义务），都应或多或少懂点教育学和教育心理学等，这应该成为全社会共识文化的核心、基础内容之一，这也是多维智慧、降维和效率性思考建设社会共识文化的必然结果。

教师在教育中起到核心和至关重要的作用，首先，我们必须弄懂教师是什么，他的工作特点是什么，这样人人才能有效、开悟地履行教育的义务，才能有效地健康生存和发展。

何谓教师？古今中外人们从不同的角度下过不同的定义。汉代扬雄说："师者，人之模范也。"唐代韩愈说："师者，所以传道授业解惑也。"英国的弗朗西斯·培根称颂教师是知识种子的传播者，是文明之树的培育者，是人类灵魂的设计者。苏联教育家加里宁认为教师是灵魂的工程师。俄国教育家乌申斯基认为教师是克服人类无知识和恶习的大机构中的一个活跃而积极的成员，是过去历史上所有高尚而伟大的人物与新一代之间的中介人，是那些争取真理和幸福的人的神圣遗训的保存人，是过去和未来之间的一个活的环节，教师所从事的事业，从表面上看虽然平凡，却是历史上最伟大的事业之一。捷克教育家夸美纽斯说：教师应该是道德卓异的优秀人物。今天，人民群众称颂教师是指引学生打开知识殿堂的"金钥匙"，是用知识的甘露浇灌幼苗，使之茁壮成长的"园丁"，是将全部心血化为火焰，照亮一代又一代美好心灵的"蜡烛"。还有人把教师比作古希腊神话中有智慧、深思熟虑、为人类创造幸福的普罗米修斯。《中国大百科全书》中写道："教师是向受教育者

传递人类积累的科学文化知识和进行思想品德教育，把他们培养成满足一定社会需求的人才的专业人才。"

因为教育的对象是人，人是高等生命体，是物质的、能量的和信息的，他自出生后和世代面临的主要是三种关系：与自然界、社会和自己的关系。个体和群体（社会）的一世和世代的主题是生存、发展和健康，坚持多维思考（主要是时间和空间维度）的话，教师应该是健康生存和发展之树的培育者，是人类全面、科学多维思维智慧的设计、养育和传播者，是世代正气底线的守护者，是敬畏真理、敬畏生命和敬畏正气等的主要培育者，是人类正气开悟的主要责任和义务者，是个体和群体这台"电脑"按照社会健康生存和发展需求运行（各类信息收集、处理、分析、储存、应用等）秩序的搭建者和多维有效维护者，是指导和实践人类正气不断开悟的"蜡烛"，是跨越时空传递正能量和正气的有效实践者。

既然人们一生几乎都要承担起教育的责任和义务（主要是针对自己的孩子，父母是孩子最早和最重要的老师），人们就必须懂得教师的特点，并将教育的责任和义务与父母提供的关爱、安全感和生存保障等结合起来，只有这样，才能孕育出苗壮成长的幼苗，并为其今后的健康生存和发展打下坚实基础。教师具有以下特点：

（1）教师的劳动具有社会性。人具有自然人和社会人两种属性，最后总是要融入社会，为社会服务的，所以要有为社会培养人才的责任感，不要把孩子当成自己的附庸品，要把他当成为社会培养的好"作品"，让他从小就与自然界、社会和自己玩耍，在玩耍中培养其对自然、社会（人人）和自己的爱，使他拥有健全的人格和良好的社会适应能力。

（2）教师的劳动具有复杂性。因此人们在决定要孩子之前，要尽量好好修炼自己，负责任地学点或了解点教育学、教育心理和师德等相关知识，既要"教书"，又要育人，传好自己这一教育的接力棒。

（3）教师的劳动具有示范性和个性。所以，人们在日常生活中要尽量注意不断提高自己、丰富自己，注意自己的语言、仪表、行为等，要用良好的世界观、品行、个性化的生活态度等影响孩子，使其个性化地健康成长。

（4）教师劳动的价值不是以物的形式存在的，而是以内在的能力形式和一定的道德品质依附于教育者身上，正如《管子·权修》中所指："一年之计，莫如树谷；十年之计，莫如树木；终身之计，莫如树人。"

总之，人们要提高教育意识，并要坚持正确的教育实践。如果缺乏高意识和良好的实践，还成天埋怨自己的孩子这不如人、那不如人，或自我满足式地炫耀自己的孩子处处比人强，就会犯低级的逻辑错误或秩商错误。其实孩子培养的好坏很大程度上是与父母所尽的教育责任和义务分不开的。教育的本质是多维能力的培养，而不是简单知识和经验的灌输，我们每个人，不论知识和经验积累的多少，只要愿意尽教育的责任和义务，不断多维地修炼自我，都会发挥出自己个性化的正气优势，培养出社会所需的个性化的可用人才，在多维修炼和实践基础上，有效地起到教师对社会发展的促进作用，即传播文明、开发智力、培养人才、全面塑造人，促进人类的自我完善。

真正爱孩子，就要负起教育的责任和尽到相关的义务，多些陪伴，多些正气，健康生存和发展的硕果一定能在身边盛开、绽放！

四、多维智慧，歌唱人生

本人酷爱歌唱艺术，虽唱得不好，但乐在其中。最近比较崇尚多维智慧，因为它可以使人更加健康地生存和发展，所以现试着从多维智慧的角度理解一下歌唱艺术。

人类的个体或群体发展的三大主题是生存、发展和健康，因此，歌唱艺术是在人类漫长的生存、发展与健康的历史进程中不断发展和完善的，可以说人类的歌唱历史就是人类社会发展史在歌唱方面的具体体现，是人类发展史的一个侧面缩影。通过歌唱抒发多维的生活情感，赞美进步，赞美一切美好的事物，以满足人们健康生存和发展的心理需求。

人的一生面临着三种关系：人与自然、人与社会和人与自己的关系，所以歌唱应该是多维地唱给自然、唱给社会和唱给自己，歌唱自然、歌唱社会和取悦自己的。方向和目的不一样，采取的方式、方法也大不相同。例如唱歌曲《天边》，如果是唱给别人听的，可能声音要洪亮、悦耳、通透，就像是白天面对很多人在赞美草原、赞美自然、赞美和歌唱生活一样；如果是唱给自己的，声音可能是舒展、悦耳、恬静、能打动自己的，就好像是安静时或夜深人静时，与己交流、与心温合一样，它是远离喧闹、更加自我温馨的。歌唱的本质是向人向己抒发或交流情感、赞美生活、赞美自己和赞美社会特定群体的，不同的目的、不同的方法、不同的标准会有不同的结果。现如今歌唱家为了宣传和传播文化，更多的是采取洪亮、穿透力强的方法，而一些喜欢独处、喜欢思考等的人群，歌唱唱给自己的成分会更多一些，意境不同，所追求的效果也不一样。最近，我的歌唱启蒙老师刘老师就对我说过："歌唱应该是唱给自己的。"这完全符合他的高认知和高的心灵感应和需求。

歌唱的主旋律是赞美生活、愉悦他人和自己的，因此，要想取得更好的实践效果，歌声一定得是美的、动听的，它要求人们把声、韵、情、语言、节奏，甚至包括伴奏等尽量完美统一在一起，要想做到这一点，需要人们多维的高认知和多维的刻苦实践。美好和悦耳动听的歌声来源于不懈的努力，同时它也是可以不断被人们创造的，歌唱应该来源于生活又高于生活，最终还是要服务于生活。戏如人生，歌也如人生，人们对美好生活的追求是无止境的，因此，对美好动听的歌唱追求也无止境，歌唱永远伴随着我们，它是使人快乐、进步、幸福、健康的必需品和润滑促进剂，懂得歌唱、享受歌唱是防御自身疾患和社会疾患的最有效的方法和措施。

进步伴随着歌唱。对歌唱的认知和歌唱的相关方法是不断进步的，从最初主要是用于交流情感的情歌到渐后的赞美性歌曲，从自然基础上原生态到科学的发声和歌唱，从简单的歌唱到多维的、立体的、电化的歌唱等，无不体现着进步和科学的力量。要想唱出最美的声音，必须要坚持科学的方法。21世纪是个性化的世纪，所谓最美的声音（或美声）应该是在科学的方法基础上唱出客观条件基础上的个性化的最美声音。有人把歌唱相关的物件比喻成乐器，由于先天条件不一样，属于每个人的能奏出最美的歌声的乐器也不相同。同样是演奏《天边》这首歌，可以是小号、圆号，也可以是小提琴、大提琴、二胡、黑管、长笛、钢琴等，相对统一的标准应该是美妙、悦耳动听的。我的歌唱启蒙刘老师在听人唱歌时习惯于在指出优点和进步的同时指出多维的不足，这应是歌唱教学的最好的方法了。属于每个人的"乐器"不同，个性化发展所需的度商和秩商等也不一样，如果我们的认知建立在多维乐器基础上，可能鉴别歌唱的好坏的标准和结果也大不相同。歌唱应该是个性化的、满足于个性化心理需求的。

歌唱是需要健康的！随着人们逐渐认识到健康是人类最高层次的心理需求时，今后一切歌唱都会与健康相关，歌唱者也会逐渐关注歌唱实践中的健康问题。人类的不健康主要来自所谓单维的认知和单维的气场绑架以及相对单维气场间的矛盾压力，缓解这些矛盾和压力的最好方法就是坚持多维智慧，多维、健康地发展！多维首先体现在多维的高认知，歌声除了腔体共鸣外，还包括情感、节奏、韵味、语言等，多维的发展才能唱出美妙的歌声。多维还体现在多维的乐器鉴赏方面，多维的本质是多维的成功判定标准，它的基础是尊重，尊重需要认知，更需要实践，尊重各自的乐器才能和谐地奏出最美的社会和谐的乐章。多维还体现在尽量满足个性化的心理需求，人们心理需求的层次和种类不同，歌唱的教学和实践也不尽相同，把歌唱简单地当成一门技术和技巧忽视了人们歌唱需求的差异，从健康维度看也是相对单维的表现。如对于中老年歌唱者，快乐和健康可能是歌唱的主旋律了，如何在歌唱进步的同时保持快乐、健康的心理，也是一门学问。当然，不同的人进行歌唱教学和实践的目的不同，需要相互理解，但民族文化的振兴是需要多维思考的，要在文化振兴的同时尽可能地满足广大人民群众的心理需求。前些时间北京的一位歌唱教育大师曾说过"音乐何须懂"这句话，引起很多人的反对，因为它超出常理，但其实他的话真正体现出他基于大众心理基础上的深度考量和高情商，把歌唱和音乐鉴赏说得高不可攀，如何能在快乐中成长？大智慧往往是最通俗，最违背人们"高认知"的，它应该是最低成本的快乐和美好实践，因为站在群体的角度看，有高灵魂、高目的的"贵族式"追求的人毕竟不多，在提高全民的鉴赏能力的同时，也要注意实践人人的"小确幸"，就像人人要有远大的理想和抱负但同时也要养成"小确幸"的习惯一样，只有这样，才能不断增强自信，正气地朝着远大的目标前行。

多维智慧有利于人们的歌唱，也有利于人们的健康生存和发展！

多维智慧歌唱人生！

五、多维智慧看适应

生物的适应是指生物的形态结构和生理机能与其赖以生存的一定环境条件相适合的现象。适应一方面指生物各层次的结构（从大分子、细胞、组织、器官，乃至由个体组成的种群等）都与功能相适应；另一方面，这种结构与相关的功能（包括行为、习性等）适合于该生物在一定环境条件下的生存和延续。

首先适应特别重要，世界卫生组织关于健康的新定义中明确提出：健康是生理、心理和社会适应能力的完好状态。可见社会适应的重要性。另一方面，我觉得上述关于适应的定义是站在生命是物质的思维基础上认知的，即阐明组成生命的物质及其功能与环境适应的必要和重要性。人们关于生命的最新认知是：生命是信息的。信息是多维的，所以呼唤人们要有多维智慧；信息易融合、易管理，所以信息管理可以产生效率；人体内各物质间以及各物质行使的功能是通过信息作为交流的语言有机而动态地整合从而行使生命活动和各项使命的。因此，基于生命是信息的认知基础，可以使我们多维和动态地思考生命本质和现象，对于健康维护和人们的健康生存和发展会产生良好的促进作用！

坚持多维智慧，我觉得对于适应会有以下新的认知：

（1）适应本质上就是面对各种内外环境因素的刺激，生命体内各种信息流向选择和有效信息整合的过程，即适应主要是生物信息在时间维度（信息的流向选择）和空间维度（信息的整合效率）面对环境因素刺激的适应和调节过程。人的适应能力是有潜力和极限限制的。多维智慧和实践或相对单维的外部强刺激可以帮助人们发挥出适应的潜能，就像专业运动员挑战生理极限一样；另外，外部的刺激一旦超出人的适应极限，人就会得病，本质上讲就是一种信息病，即信息的流动方向和速度或信息的整合能力等出了问题。可以说人的一生就是与外部环境不断适应的一生。从某种意义上讲，健康维护就是体内生物信息传递能力的维护。

（2）信息的传递速度或效率会随着年龄的增长不断衰退，特别是在中老年时期（各种疾病和疾病的早期症状会不断出现）生物信息的传递会出现问题，信息病会不断涌现。所以人们要有高秩商，在年轻时一定要勇于面对各种压力（本质上讲是环境的较强刺激引起的信息传导压力），锻炼和挖掘自身的适应能力，否则到中老年时期面对同等强度的压力时更容易产生信息病。多维的信息处理可以帮助我们有效地挖掘信息传导的能力，并有助于我们在生命的中晚期避免由于信息传导能力的衰弱引发的信息病。所以，站在生命是信息的思维基础上认知：生命早期的进步和修炼非常重要，否则要想做到一生的健康生存和发展太难了，因果是相联系的，只是时间和认知未到。

（3）人类社会的发展就是一代代面临不断变化的外部环境刺激，人们生物信息传导能力的不断进化和发展的过程。生物信息传导能力受社会文化的影响，并可以通过基因一代代传递下去，所以我们要有跨越时空的责任感和义务，勇于创建新的正气的社会文化（也是社会的基因），事半功倍、更加有效地提高世代的适应能力和健康生存和发展的能力。

（4）人的一生是不断开悟的一生。修炼本质上讲就是修炼生物信息传导能力，是有助于人们有效地开悟和社会适应的，也会使我们的健康生存和发展之路相对笔直和顺畅。否则，我们总会用负气影响和绑架别人和自己，无效于社会和个人的健康生存和发展。人的不断开悟需要相互关爱和尊重等，需要第一原理和多维思考基础上的敬畏真理、敬畏生命和敬畏正气。自然环境是凶险多变的，信息传导能力的不断提升有助于人类走出信息处理的迷宫，适应环境的不断变化，完成好进化选择，通向自然界、社会和个体健康生存和发展的彼岸。

第六节　健康思维教学相关应用实例

健康思维的养成，不能只停留在口头或理论上，还必须实践，因为思维的价值只有在实践中、在解决问题的过程中才能体现，通过不断的实践才能逐渐养成好的健康思维习惯。要想短时间内养成好的健康思维习惯，好的实践方法很重要。正如第一章健康思维培训相关内容所述，必须首先认清健康、思维和健康思维的重要性，并加以选择；再者必须把思维习惯的养成尽量贯穿到日常生活中去，这样才能在短时间内养成好的思维习惯。近四年，我在西北大学开设了一门面向本科生的通识课，课程的名称就是健康思维，在此与大家分享一下课程期间的一些体会和经验。

一、优秀学生考试内容筛选和展示

（一）什么是第一原理思考和多维智慧？多维智慧看适应

回答 1

第一原理思考：在每一种系统的探索中，存在第一性原理，这是一个最基本的命题或假设，不能被省略或删除，也不能被违反。在健康思维中，通过思考对于自身健康最为基本的东西，追寻健康路上最为本质的东西，以思维主导健康，并最终形成健康思维的过程。

多维智慧：又称多路思维方法，是运用与发挥两种以上思维形式或思维方法的协同互补功能，以获得创造性思维的科学方法。客观世界普遍存在的多维协和互补关系及其规律性，是人类进行多维思维和发挥多种思维方法协同互补效益的现实基础。在健康思维中，通过不同形式的思考方式例如形象思维、抽象思维、灵感思维，三者并用探究健康的多维形式，故也称健康思维的多维体现。

多维智慧看适应：

物竞天择，适者生存。达尔文的基本原理，这句话早已家喻户晓。在现代生物知识体系中，适应的最基本的概念是：生物的形态结构和生理机能与其赖以生存的一定环境条件相适合的现象。

实际上我们用多维思考的方式仔细探究一下我们赖以生存的环境，我们不禁要想一想，我们的生理机能与形态结构符合社会环境，就能叫适应了吗？很明显不是的。与之要适应的还有很多很多。

认知心理学观点认为，适应能力指的是人随着外界的改变而相应地改变自己的行为方式、心理状态、思维方式等以适应变化与外界相和谐的能力。适应能力包含着内外两个共同方面：内心的理解能力和外在的执行能力。内心的理解能力可以看作现在所需要的对适应的物质与环境的一种思维能力，外在的执行能力可以理解为适应能力变差，表现为我们的思维能力无法执行外界要求的条件。多维智慧与适应二者具有统一的关系。而对于多维智慧看适应可以从以下三种形式进行观察。

多维智慧思考的最基本的方法是形象思维、抽象思维、灵感思维，这是三种普遍的思维形式。通过这三种思维分析适应，会对适应有一种更加清楚的认知。形象思维是一切思维的基础，是对世界具象化的一种最基本的认知，也是感性认知的最基本的体现。对于适应，我们最为感性的认知是当我们来到这个世界，伸出手那一刻，我们就与世界建立了适应，这时候的适应是多么的简单质朴，而我们适应成功的结果，就是医院里父母的微笑。我们在小时候认知世界、适应世界的最简单、最常用的方法也就是形象思维，什么是好，什么是坏，什么是喜，什么是怒，也随着社会环境进入了我们的思维之中，看起来适应是如此容易。

但是，随着我们的成长，适应并不是我们想象得那样简单。"如果不能改变世界，那就去改变我们自己"，"让世界因我而改变"。上述两句话是矛盾的，而现实中我们的矛盾也就正如这两句话一样，绝对的对立面貌似消失了，清晰的界限貌似变得模糊了。形象思维让我们认识这两句话，但是我们无法具象化，摆在我们面前的两条路该如何去选择呢，这时候我们就需要让抽象思维唤醒我们的理性认知，将我们所感受到的东西具象化，并选择一条适合我们的道路前进。当然多数人选择了第一句话，因为是我们在适应世界，而不是世界适应我们。最直观的表现则是这个阶段我们社会适应能力的提升，我们的思维方式变成了二元化，而不是简单的机械思考。这种适应使我们的思维方式同样发生了变化。而对于第二句话也不能否定，但是想要改变世界，光靠形象思维和抽象思维是不够的。

改变世界是需要能力的，倘若没有足够的能力，只能去适应世界。当然也并不是说改变世界就完全脱离了适应世界。最为简单的例子就是智能手机的发展，的确改变世界了，但同时为了适应世界发展潮流，改变世界的手机出现了。这就是思维的更高境界——灵感思维，灵感思维是形象思维和抽象思维的升华和结晶。在一个问题解决的过程中，形象思维和抽象思维反复往来，认知，具象，再认知，再具象。当无法寻求结果时，灵感思维则会跳出来给予第三条路。与其说在适应世界的过程中我们陷入了困境，不如说适应过程中我们适应了这矛盾的世界。至此为止，我们可以算基本适应了这个世界，同时我们为了适应而最终建立出多维智慧的过程也告一段落。

我们大学生也正在培养适应多维智慧的思考，在这矛盾的世界寻求真知，寻求适应多维智慧的方法，也是我们为了寻求更加丰富的智慧思考方式而对世界做出的适应性反应。（学生：王嘉浩）

回答 2

什么是第一原理思考？

第一原理出自古希腊哲学家亚里士多德。在亚里士多德的书中，这样表述第一原理："在每一系统的探索中，存在第一原理，是一个最基本的命题或假设，不能被省略或删除，也不能被违反。"其实在亚里士多德眼中，"第一原理"有着至高无上的地位。他甚至表示"第一原理"充满神性。

第一原理的思考方式是用物理学的角度看待世界的方法，也就是说一层层剥开事物的表象，看到里面的本质，然后再从本质一层层往上走。

首先，它针对的是"具体情境的具体系统"，不是孤立的事物，也不能抛开情境讨论。

其次，它具有相对稳定性，但并非绝对"真理"。诚如《思维简史》中所言"真实的世界"是混沌、复杂、相互交织的，任何系统中的"第一原理"也不可能亘古不变。

最后，所有人都必须经历"长期观察、实践、思考"才能洞察获得"第一原理"。

"第一原理"思考法便是改变以"记忆"和"比较"为主导的学习思路，培养一种思维习惯，更确切地说，就是一种洞察抽象事物的"敏感度"。

正如马斯克（特斯拉汽车 CEO）曾在采访中提到自己特别推崇"第一原理"思考法："通过第一原理，我把事情升华到最根本的真理，然后从最核心处开始推理……"

什么是多维智慧？

21 世纪所呼唤的多维智慧是建立在我们现在所处的这个生命星球（由零维直到 N 维，且 N 维趋于无穷大）的基础上的，多维空间下孕育出了我们提到的多维智慧，即运用多角度、多方面的思维去看待世界，挑战问题，发现奥妙。

这不禁让我想起前段时间的一个事情：

小孩子难免因为好奇，而对周遭的事物进行一番把玩，倘若一个不小心还有可能发生意外，就如我下面所提到的小男孩一般，因为调皮捣蛋，而让自己的头卡在铁栏杆上。通常遇到这种事情，小孩子一定开始惊慌、恐惧甚至是号啕大哭，让家里的父母不得不边责备边帮忙。

而这个被铁栏杆卡住头的美国小男孩，从头到尾没有哭，没有撒娇闹，而是等着老爸赶来帮忙。一开始他的父亲试着把他的头推出来，接着又试着把铁栏杆掰开，可惜均未果，于是他的父亲又尝试用脚去踹开栏杆，结果牢固的栏杆还是纹丝不动！这时小男孩把手伸出来说："我好像有办法了！"接着他起身把右脚伸出栏杆，然后侧身钻过栏杆，最后左脚也顺利跟着出来了。顺利脱困。

可见，多维智慧是一种多层次、全方面、多维度的思考问题的有效方式，是一种可以帮助人们更加有效地处理好信息并有助于健康生存和发展的健康思维。在发散智慧之余仍能抓住主要矛盾，促进相对单一片面思维的发展和演变。

多维智慧看适应：

首先，站在生命是物质的角度上看"适应"：生物的形态结构和生理机能与其赖以生存的一定环境条件相适合的现象。一方面指生物各层次的结构（从大分子、细胞、组织、器官，乃至由个体组成的种群等）都与功能相适应；另一方面，这种结构与相关的功能（包括行为、习性等）适合于该生物在一定环境条件下的生存和延续。

其次，从生存角度看"适应"：自古以来对于适应就有目的论和进化论两种解释。达尔文第一次用自然选择原理来解释适应的起源，彻底摆脱了"上帝"或任何超自然的力量。

达尔文在阐述其自然选择原理时曾指出，最适应于环境的个体将存活下来，并将其有利的变异遗传给后代，即适者生存。自然选择使那些较不适应环境的个体被淘汰，最能适应环境的个体得以保存和繁荣。以确保生存竞争中最适应环境者的生存机会。

社会进化过程如同生物进化过程一样，生存竞争的原则起着支配作用，适者生存同样有效。社会中人与人之间、民族与民族之间、国与国之间必然存在生存竞争。适应者则生存。

从社会观人生，看适应：人的一生是不断适应变化的一生。人类社会的发展亦是世世代代面临不断变化的外部环境，而正是这种变化刺激人们审时度势，挑战创新，不断适应和发展自身。让我们在时代变化中完善自身，勇担责任，履行义务，一身正气，充满探求世界的渴望，更加有效地提高我们的适应能力，并让人类得以健康生存和发展。人的不断开悟需要适应，需要互相扶持等，需要第一原理和多维思考基础等外在因素。助人类走出世间变化的迷宫，适应环境的不断变化，完成好进化选择，顺应自然，健康人生，适应这大好河山。

英国的作家和诗人莎士比亚，是大家再熟悉不过的人，但又有几个人真正知道莎翁成名前的学习环境呢？莎士比亚原来只不过是在剧院中替人看管马匹的打杂工，但他不因身处逆境而怨天尤人，而是一有空闲便从剧院的门缝和小孔里偷看戏台上的演出，他凭着这种执着的"偷学"精神，终于使自己闻名于世。

多维智慧简短四字，却铿锵有力，它利于人类适应环境、适应社会，多维智慧，肆意人生！（学生：王维娅）

（二）谈谈健康思维培训的重要性

回答 1

健康思维培训的重要性：

对我们每一个人来说，有思维，才能在原有的基础上推导出下一步的结果，有什么样的思维决定着什么样的结果，我们都不能忽视思维的重要性。拥有健康思维，在一定程度上就等于拥有了个人成功的重要基础。为了拥有健康思维，健康思维培训就更凸显其重要性。通过资料的搜集与整合，我认为健康思维培训有以下几点重要性：

（1）有利于树立健康思维的意识，克服思维的缺陷。健康思维培训的目的是为了让我们更好地树立健康思维的意识，不断克服思维的缺陷，抛弃已有的错误思维，比如春秋战国时期的很多寓言、成语，就揭示了错误的思维，使人警醒，如杞人忧天、郑人买履、刻舟求剑、自相矛盾等。健康思维培训可以让我们认识到错误思维，克服固有思维的缺陷，从而在此基础上树立健康思维的意识。

（2）有利于掌握正确的实践程序，打破思维的怪圈。健康思维培训可以让我们树立健康思维的意识，明确健康思维之下的正确的实践程序，从而在我们以后的学习、工作、生活当中尽量减少因思维错误给我们带来的实践困难。在健康思维的意识指导下，充分发挥我们每个人的主观能动性，调动身边一切可利用的资源，从而使我们的实践过程更加顺利。

（3）有利于实现自己的远大理想，拥有精彩的人生。很多的培训在一定程度上都是为了克服自身的缺陷，发现自己的潜在优势，从而在学习、工作、生活当中获取成功，健康思维培训也是如此。健康思维培训可以让我们树立健康思维的意识，能够更好地认识世界，从而在此基础上发挥自己的主观能动性去改变世界。在健康思维的指导下，我们的每一个环节都能够成功地开展，从而有利于我们每个人各自梦想的实现，更好地生活、工作、学习，拥有更加精彩的人生。（学生：石祯）

回答2

健康思维培训的重要性：

健康的、放松的、以真相为基础的思维是最好的思维方式，也是自我训练的目标。从偏离的歧路回归自然的大道，健康思维培训就是改变自我主动的选择。

当意识到思维的重要性、健康的必要性、培训的有效性、坚持的客观性，在真正审视自我的基础上选择健康思维培训，就是用每天的必行之事开启新一天，日积月累之下决定拥有的人生。

（三）找出自身一个思维小毛病，并设计一个贯穿日常生活的小规划，争取短期内能够改变这一不良的思维和行为习惯

回答1

思维存在局限性：

随着生活在步入大学后变得相对丰富和自由后，我逐渐发现自己的思维存在局限性。古典老师在《跃迁》里这样描述：做想做的没有收益，做能做的没有动力，一旦陷入此局里来回重复，焦虑和浮躁很容易相伴而来。

具体表现有以下几个方面：

（1）愿景目标不明确，不知道自己喜欢什么，适合什么，能做什么。

（2）价值观模糊，"佛系"很能描述这一状态：缺乏思考和探索，

对什么都好像无所谓，难以了解自己，不知道自己的价值体现在哪。

（3）限制性的信念。由于少接触、少思考，使得理解和认知限制化。

（4）不作为。总是想得太多，做得太少，一直处于观望他人的状态。

如何解决？

（1）多看书。日常生活中多阅读，增加对事物的多层次认知，建立多维价值体系，阅读后及时记录自己的心得体会，并时常进行回顾和再思考。

（2）人格方面。培养对事物的好奇心，要有质疑精神，要突破狭隘思想和固化思维，建立敏感型人格。

（3）勤记录。不论是阅读后还是日常发生事情后，记录心情和感悟，这有利于增强自我认知和了解自我精神，推动自己向前发展和改善。

（4）学会安静。忙碌会使自己陷入环境中的固有信息里，时间会很容易流失，而学会给自己留有思考的安静时间，可将自己掌握的信息融贯成经验。

（5）与他人多互动。多与成长中的人、思考中的人交流，交换彼此的思想认知是重组信息和跳出思维局限性的有效方法。总之，要坚持思考，形成良性循环。（学生：管伊童）

回答2

拖延症：做事拖拖拉拉，总是先贪图安逸，总是把任务拖到不能再拖的时候去完成，导致最后手忙脚乱，而且遇到新问题时不能及时解决。

规划：

（1）养成做规划的习惯，遇到一个任务可以把它细分为几个小目标，逐一完成或安排分配好自己的时间。

（2）找朋友对自己进行监督，或者自行设计"闹钟"，定时反省自己的不足，然后即刻改进。

（3）养成定时的好习惯，每天匀出一点时间来学习，不管出什么事，都不要找借口，久而久之会慢慢习惯成自然。

（4）时常给自己做个分析，看看自己为什么不能按时完成任务，正确地认清自己并及时进行改正，如果可能的话可以适当地给自己一些奖励来激励自己或者给自己一点小惩罚。

（5）改变心态，认真、努力、自信，每天都告诫自己以积极的心态面对一切，慢慢就会发生改变。

（6）多学、多听、多看，努力开阔自己的眼界，提升能力，会逐渐加深对自己、对他人、对世界的认知，慢慢地进取心就出来了，不做井底之蛙，了解自己与他人的差距，给自己压力，敦促自己自律前行。

（学生：马艺凡）

回答3

在思维上本人存在思维固化的问题。对于以往认知的东西没有做到后续更新，在这个变化莫测的时代，一切固定不变的认知就像一个坚固的牢笼，为了适应快速变化发展的时代，我认为自己应该努力增长知识和见识，面对新事物，要积极尝试和学习。

制订小规划：无论是在生活中还是学习中，遇到与自己认知不符的东西，先不要忙于否定，而是耐心认知，找到事情的本质，对每一次新观念造成的冲击，要怀着开放的心态去辨别、思考，一个总是否定的人和一个盲目肯定的人同等的无知。在生活中要充分发挥第一原理思考和多维智慧，只有从个人和客观现实两个角度结合地看，才能看清楚自己的处境，这就需要我们不遗余力地去探寻现实的真相，只有将自己的认知无限接近于客观世界，才能做出科学、正确的决策。知识总是在教我们做选择，但思维和智慧却在教我们认知做选择时所面临的选项背后的逻辑。

从健康的角度来看，改变思维固化的现状正是一种思维的科学化、健康化，健康思维更多的是指正确、科学的思维方式，而认知新事物、提升自己的知识体系和认知深度，正是对科学的一种践行。科学的本质就是追求真相，而健康思维也必须要求真实的逻辑和规律。一种有悖于真实规律的思维不能称之为健康思维，所以从这个角度认知，健康思维也可以说是对规律的正确认知，一个人养成了健康思维，就可以顺应规律去做事，必然会事半功倍。培养健康思维的方法是多种多样的，最重要的就是学习和认知。但凡一个人的思维呈健康状态，其从内向外都会

散发出一种强大的气场，这是由认知决定的。（学生：项能杰）

二、养成"健动"的好习惯

何为"健动"？健动是我发明的新名词，意味着健康的运动。有助于健康的运动很多，比如唱歌、跳舞、冥想和养生等活动，但21世纪讲究多维智慧，要想做好一件复杂的事情，多维思考和兼顾，可以更加有效地、事半功倍地实现。

健康思维可以帮助人们改变行为习惯；反过来，好的、健康的行为习惯也有助于短期内养成健康思维的好习惯。

多维地思考健康：健康是生理、心理、社会适应能力和道德的完好的状态。如果一种运动，能兼顾人的生理、心理、社会适应和道德等，对于健康将事半功倍。

适量、协调的运动有助于生理健康；快乐和幸福感是最重要的健康心理；执着的性格有助于极简和克服困难，提高人们的适应能力；意念和运动的结合，可以避免单维的运动或想法，养成实践的习惯或提高实践的良效，而实践既是检验真理的唯一标准，也是促进健康的最佳、最有效的方法。

有一种健动的方法推荐一下。原地或在跑步机上协调式地走步（根据具体年龄和健康情况调节强度），手臂和上身协调并随着步伐自然、优美、有节奏地扭动，提眉、睁眼、笑肌打开，气沉丹田或腰眼及以下，想着或嘴里念着幸福、健康或至爱等，坚持每天练上至少两次，每次10~20分钟。时间可以安排在早、中、晚，因人而异，我自己主张在中午、傍晚或晚上，因为此时容易疲倦、懈怠、情绪不良，在非良好状态下适度锻炼收效更大。

21世纪，主观能动的参与和实践可以提高做事效率。健动应该是一项新兴的、有助于健康的运动，是多维智慧思考的结果。

三、养成"志动"的好习惯

志动，即有助于培养意志力的运动。

意志是人自觉地确定目的，并根据目的调节支配自身的行动，克服困难，去实现预定目标的心理倾向。

它是决策心理活动过程中重要的心理因素，是人的意识能动性的集中表现，在人主动地变革现实的行动中表现出来，对行为有发动、坚持和制止、改变等方面的控制调节作用。

意志过程包括两个阶段：一为采取决定阶段，也是意志行动的准备阶段。在这一阶段中，首先要解决动机斗争问题，然后是确定行动的目标和选择达到目标的有效策略、方法和手段，并制订出切实可行的行动计划。二为执行决定阶段，这是将行动计划付诸实现的过程。在这一阶段，要坚定地执行所制订的行动计划，努力克服主观上和客观上遇到的各种困难，最终实现计划。

人的一生在生产、生活实践中会遇到很多问题、困难和挫折，此时人的意志力将会决定我们克服困难和挫折等的效果，也直接影响我们多维的开悟程度和人生所能达到的高度。意志力不强，很难实现健康生存和发展，甚至在人生的某一时段会出现抑郁、焦虑、精神分裂等症状。

人人都要有培养意志力的动机，因为它有利于健康生存和发展。培养意志力的最好方法应该是主观能动地参与社会的多维实践，在实践中养成快乐、自信、坚定和勇敢等好习惯，不畏险阻，勇往直前。一些运动方法也有助于意志力的养成。

现推荐一个志动的运动方式。走路、跑步等（强度因人而异，最好是在健康范围内并超出个人惰性容忍的上限），一次20到30分钟不等，在超出个人惰性容忍上限时，一定要再坚持10分钟左右，并默默念着坚持等，逐渐增加运动时间和强度。志动的形式有很多，可以个性化选择和创造，但最好结合自己的情况，在自觉枯燥、乏味的运动方面实践，比如我们不习惯跑步就坚持跑步，不习惯唱歌和跳舞就逆向而行，因为这样可以改变我们的惰性，更加利于意志力的养成，因为意志力的养成往往在克服困难和挫折等时才见真效。如果个人意志力相当强，也可以在喜欢的领域坚持实践，不断提高也不断快乐、健康。例如在歌唱方面，往往那些唱歌好的人，除了先天条件外，更重要的是坚持长期实践，养成了良好的习惯，这种长期实践的习惯再结合良好的悟性，就会使其与众不同。意志力基础上的长期实践确实是成功之母。

在我们抑郁或焦虑时，志动会帮助我们克服恐惧，战胜一时的困难。要想健康生存和发展，不妨试试呦！

总之，人类面临着生存、发展、健康三大主题，要想更加有效地促进个体和社会的健康生存和发展，必须要养成科学、系统、全面的健康思维习惯。健康思维的养成，既是现实需求，又是一种时尚。最后，我用一段话对本书做一总结并抒发一下创作本书的情怀。

为什么原本拥有的健康会飞速失去？
为什么奋斗获得的会顷刻失却？
怎么能让光明早早离我们而去？
怎么能像惆怅的飞鸟落日忧愁？

为什么科技发展了却弊端百现？
为什么文明进步了还冲突无限？
怎么能让生存和发展错节迷离！
不可以，不可以！
健康！健康！
个人需要你，社会需要你！

健康是基本权利和义务，
是生理、心理、社会和道德的完美统一，
是生存发展的终极目标，
是社会发展的一大主题，
是人类最高层次的心理需求，
是需要维护和促进的伟大实践。

我们要在开悟状态下认知你，
在主动参与下实践你，
在多维智慧和健康思维指导下维护你，
在有效信息管理下促进你。

开悟下养成快乐、幸福和健康习惯，
健康基因世代相传，
保持积极、平和、美好的心态，
有理想有抱负，辨识真善美，

尊重核心价值观和情感，
修炼强大的决策力和执行力，
不透支健康换取身外之物，

恪守节制和劳动，健康饮食和运动，
经得起诱惑、烦恼和失败的考验，
保持童心，简约生活，
不用生命换取个人的烦恼。

互敬互爱，互信互利，
知恩图报，和谐友善，
不断学习，不断实践，
不断修炼和超越，
不透支社会和谐和健康换取生存和发展，
为人类的健康生存发展做贡献。

万物降生健康为本，
万物生长离不开阳光、雨露的滋养，
哪怕有一时间的电闪雷鸣、地动山摇，
生命应该一直迎着阳光灿烂、芬芳，
我们应该有跨越时空的责任和义务，
让人类世世代代迎着阳光接力赛跑，
不断养成健康生存发展的正气场，
像自由的小鸟在天空永远快乐翱翔，
健康是责任更是一种时尚，
多维智慧效率人生，多维智慧健康人生！
人间健康是至炁！

参考文献

［1］杨进. 基因健康信息学［M］. 北京：科学出版社，2015.

［2］杨进. 复杂疾病的遗传分析［M］. 北京：科学出版社，2013.

［3］杨进. 复杂疾病的遗传咨询［M］. 北京：科学出版社，2014.

［4］杨进，魏伟. 基因组导向下健康管理［M］. 北京：科学出版社，2016.

［5］范俊玉. 论世界文化体系的多元特征［J］. 学术探索，2004（11）：120－123.

［6］史少博. 论人类基因：文化协同进化［J］. 山东师范大学学报（人文社会科学版），2009，54（5）：55－58.

［7］翟英范. 社会与生物学意义上的道德选择［J］. 河北师范大学学报（哲学社会科学版），2013，36（2）：145－149.

［8］赵敦华. 文化与基因有无联系？：现代达尔文主义进军社会领域的思想轨迹［J］. 文史哲，2004（4）：15－21.

［9］黄碧燕，柯杰兵，张翔，等. 有氧运动对人全基因组表达的影响［J］. 中国组织工程研究与临床康复，2009，13（28）：5580－5584.

［10］柯杰兵，南宁，杨文彬，等. 有氧运动对老年慢性阻塞性肺病患者骨骼肌全基因组表达的影响［J］. 中国康复医学杂志，2009，24（8）：690－694.

［11］顾博雅，卢金地，吕媛媛，等. 中等强度运动调节 APP/PS1 转基因小鼠脑皮层 AMPA 受体 GluR1 活性［J］. 北京体育大学学报，2014，37（9）：56－60.

［12］樊申元，靳二辉. 耐力训练对帕金森模型小鼠中脑线粒体自噬相关基因表达的影响［J］. 中国康复医学杂志，2015，30（5）：437－442.

［13］刘学兵. 酒精代谢与表观遗传［J］. 国际精神病学杂志，2011，38（2）：103 – 106.

［14］Pil – Hoon Park，Robert W. Lim，and Shivendra D. Shukla，Involvement of histone acetyltransferase（HAT）in ethanol – induced acetylationof histone H3 in hepatocytes：potential mechanism for gene expression，Am J PhysiolGastrointest Liver Physiol 289：G1124 – G1136，2005.

［15］Shivendra D Shukla，Annayya R Aroor，Epigenetic effects of ethanol on liver and gastrointestinal injury，World J Gastroenterol 2006 September 7；12（33）：5265 – 5271.

［16］M Pufulete，R Al – Ghnaniem，A Khushal et. al，Effect of folic acid supplementation on genomic DNAmethylation in patients with colorectal adenoma，Downloaded from http：// gut. bmj. com/ on September 16，2015 – Published by group. bmj. com.

［17］Gail C Rampersaud，Gail PA Kauwell，Alan D Hutson et. al，Genomic DNA methylation decreases in response to moderatefolate depletion in elderly women，Am J ClinNutr 2000；72：998 – 1003.

［18］Jill A. McKay，Alexandra Groom，Catherine Potter et. al，Genetic and Non – Genetic Influences during Pregnancyon Infant Global and Site Specific DNA Methylation：Rolefor Folate Gene Variants and Vitamin B_{12}，Plos ONE，March 2012；Volume 7 Issue 3，1 – 9.

［19］SarmishthaChanda，Uma B. Dasgupta et. al，DNA Hypermethylation of Promoter of Gene p53 and p16 inArsenic – Exposed People with and without Malignancy，Downloaded from http：// toxsci. oxfordjournals. org/ at Northwest University on September 16，2015.

［20］Lesley T. MacNeil，Emma Watson，H. EfsunArda et. al，Diet – Induced Developmental Acceleration Independent ofTOR and Insulin in C. elegans，Cell 153，240 – 252，March 28，2013.

［21］Bodo C Melnik，SwenMalte John and Gerd Schmitz，Over – stimulation of insulin/IGF – 1 signaling by Western diet may promote diseases of civilization：lessons learnt from Laron syndrome，Nutrition & Metabolism 2011，8：41.

［22］Gregory A. Dunn and Tracy L. Bale，Maternal High – Fat Diet Promotes BodyLength Increases and Insulin Insensitivity in Second – Generation Mice，Endocrinology，November 2009，150（11）：4999 – 5009.

［23］Jing Li，Yujing Zhang，Dameng Li et. al，Small non – coding RNAs transfer throughmammalian placenta and directly regulate fetalgene expression，Protein Cell 2015，6（6）：391 – 396.

［24］姚本先. 大学生心理健康教育［M］. 合肥：北京师范大学出版集团，安徽大学出版社，2012：272 – 275.

［25］贾伟. 组学的未来［J］. 科技导报，2012，30（12）：81.

［26］卫功宏，印莉萍. 蛋白质组学相关概念与技术及其研究进展［J］. 生物学杂志，2002，18（4）：1 – 3.

［27］陶彦彬，蒋建雄. 功能基因组学及其研究方法［J］. 生物技术通报，2007（05）：61 – 64.

［28］肖景华，吴昌银. 水稻功能基因组研究进展与发展展望［J］. 中国农业科技导报，2013（2）：1 – 7.

［29］张淼，李辉. 功能基因组学研究的有力工具：比较基因组学［J］. 东北农林大学学报，2005，16（2）：217 – 220.

［30］李衍达. 功能基因组系统学［J］. 复杂系统与复杂性科学，2004（01）：6 – 8.

［31］师科荣，王爱国. 功能基因组学的研究方法［J］. 生物技术通讯，2002（04）：301 – 304.

［32］Wang H，Yan B，Zhang P，Liu S，Li Q，Yang J，Yang F，Chen E. MiR – 496 promotes migration and epithelial – mesenchymal transition by targeting RASSF6 in colorectal cancer［J］. J Cell Physiol，2020，235（2）：1469 – 1479.

［33］Chen E，Li Q，Wang H，Zhang P，Zhao X，Yang F，Yang J. MiR – 32 promotes tumorigenesis of colorectal cancer by targeting BMP5［J］. Biomed Pharmacother，2018，106（10）46 – 51.

［34］He H，Chen E，Lei L，Yan B，Zhao X，Zhu Z，Li Q，Zhang P，Zhang W，Xing J，Du L，Dong J，Yang J. Alteration of the tumor suppressor SARDH in sporadic colorectal cancer：A functional and transcriptome profiling – based study［J］. Mol Carcinog，2019，58（6）：957 – 966.

［35］Chen，R，Mias G I，Li – Pook – Than J，et al. Personal omics profiling reveals dynamic molecular and medical phenotypes. Cell，2012，148（6）：1293 – 1307.

［36］唐迅，李娜. 应用多因子降维法分析基因 – 基因交互作用［J］. 中华流行病学杂志，2006（05）：437 – 441.